尺碼謊言

拒絕極端審美綁架，停止危險減重，
與自己的身材和解

Supersized Lies:
How Myths about Weight Loss Are Keeping Us Fat and the Truth About What Really Works

羅伯特．J．戴維斯（Robert J. Davis） 著
曾倚華 譯

目錄
Contents

序章

霍瑞斯・弗萊契（Horace Fletcher）是個富有的男人，但有一樣東西，他花錢也買不到：人壽保險。他身高一百七十公分，體重超過九十公斤，因此被判定為過胖拒保。經過幾次申請與拒保後，這位講究飲食的商人想到了一個讓自己瘦下來的方法，也因此在減重的歷史上留名。

弗萊契的方法中，其中一個步驟是咀嚼，然後是咀嚼——然後再咀嚼。事實上，他把吃進嘴裡的每一口食物都咀嚼到完全液體化並失去所有滋味為止。有些食物要咀嚼到七百多下，才會終於失去味道。四個月無窮無盡的操練過後，弗萊契減掉了超過十八公斤，腰圍也小了十七公分。

如果生活在現代，弗萊契也許會成為YouTube的網紅。但那時是西元一八九八年，所以他透過寫作、講課與記者會，宣揚永無止境地咀嚼的好處。由於先前的體重使他病痛不斷、行動遲緩，這位前運動員藉由在跳水板上後空翻、把一個男人舉在肩膀上，或是踩超過三百公里的腳踏車，公開展現他靠咀嚼而得來的力量。

多虧了弗萊契的愛現與魅力，他的咀嚼養生法在二十世紀初風靡了全美國與歐洲。知名人士如約翰·D·洛克菲爾、湯瑪士·愛迪生，以及亨利·福特，都採用了此一方法——所謂的「弗萊契法」，全國最知名的哈維·家樂氏醫師（Dr. John Harvey Kellogg）也是。人們組成咀嚼俱樂部、舉辦各種派對，好讓自己更「弗萊契化」。（當時的午間咀嚼派對叫什麼呢？午「嚼」宴！）蘇珊·葉格（Susan Yager）在自己的作品《百年飲食》中寫道：「新新監獄[1]中的獄友、學校學童、社會中最頂尖的階級，以及最中產的中產階級，每個人都在咀嚼、咀嚼、咀嚼。」

一九一九年，隨著弗萊契法的發明者逝世，這股風潮也隨之淡去。但時至今日，它仍是愚蠢、前所未聞，卻廣為人們接受的減肥法的絕佳範例。當然，這也不是唯一一個。歷史中充滿了各種可笑的減肥「祕方」——從號稱可以洗去脂肪的浴鹽、肥皂到香

1 Sing Sing prison，美國紐約州矯正與社區安全部所轄的最高設防監獄。

菸（「拿一根好彩（Lucky Strike），少一塊甜點。」一九二〇年代的好彩香菸廣告這麼說道），還有條蟲卵（讓人吞下肚去，並靠寄生蟲食用他們腸道中的食物）。

今日，我們比聽信這些偏方的前人們更成熟，更懂得如何掌控體重。或者，至少我們是這麼想的。事實上，專家和媒體所提供的大多數傳統體重與肥胖觀念，還有很多人認定是已知事實的許多觀點，其實都未經證實，或者根本就是錯誤的。

就這一點而言，沒有人比大衛．艾利森（David Allison）更直言不諱了。他是印第安納大學伯明頓分校公衛學院的院長，也是一位反傳統的肥胖研究學者。他在《新英格蘭醫學雜誌》上一篇與人共筆的論文中，語出驚人地點出許多廣為流傳的肥胖迷思以及未經證實的假設。這篇研究的結論指出，這些迷思和說法「無孔不入地存在於科學文獻與大眾媒體中」。

艾利森表示，雖然關於肥胖症的科學知識已經增加不少，這個領域也有了長足的進步，但他還是認為，許多我們所聽聞的知識都是「偽裝成事實的無稽之談和推測」。

不論是間歇性斷食或低碳飲食、燃脂食物或減肥營養品，今日的許多「科學」方法也和弗萊契法一樣，無法證實它們有長期控制體重的效果。雖然這些方法或許能幫助我們在幾個月內、甚至一年中減掉不少體重，但最後幾乎全都會失敗。在某些案例中，它們甚至使事情更加惡化，並像香菸和條蟲卵一樣，製造出其他健康問題。

有哪些經過包裝的點子和方法、它們是什麼來歷，還有會如何對我們的減肥目標造成反效果，正是本書的內容。

悲傷的統計數據

根據政府統計，試著減肥的美國人比例正在上升中，而大約有一半的受訪者表示，他們在過去一年中都有試著減肥。此外，有四分之三的受訪者過去都曾嘗試過減肥。我們也花了大把的鈔票來減肥。根據最新的統計，美國的減肥產業——包括減肥食品和飲品、商用減肥計畫、健康俱樂部、減肥書、減肥藥和營養品、減重手術以及醫囑減肥計畫，現值已經超過了六百億美金。

這個數字在過去數十年間不斷膨脹，但人們的腰圍也是。最新的數據資料顯示，超過百分之四十二的美國成年人都有肥胖問題，二〇〇〇年時卻只有百分之三十。在這段時間中，有嚴重肥胖問題的人口數幾乎已經加倍了，幾乎達到百分之十。

以下是更多讓人不勝唏噓的數據：

一九九〇年時，沒有一個州的肥胖率超過百分之二十，而現在，五十州無一倖免，包括那些擁有全國「最瘦」人口的州，例如科羅拉多和夏威夷。

一九八〇年時，兒童與青少年的肥胖率是百分之五．五。二〇〇〇年時，卻已經提升到百分之十四。今日，則升高至百分之十九。

超過百分之七十的美國成年人，現在都被歸類為過重或肥胖。

全世界約有二十億成年人過重或肥胖。

如果這些數據還讓人不夠憂鬱，那就再看看長期減肥的超高失敗率吧。研究顯示，減肥者在兩年內平均都會增回減掉的一半體重，百分之八十的人則會在五年內增回一半體重。整體而言，百分之九十七的人最後都會增回一部分減去的重量。有一句玩笑話就是這麼說的：「我一直試著要擺脫體重，但它一直找上門來！」

不論你選了哪一種方法，我們試圖控制體重的努力，最終全都會是徹底的失敗。

你大概會認為，這種慘烈的戰績會讓人們重新開始審視、評估我們現在的做法。但事實上，許多肥胖專家、減肥密醫，還有其他提出建議的人，都還是不斷在推行同樣失敗的解決方法。

舉例來說，一份研究點出了一個悖論：有更多人在嘗試減肥時，反而增加了更多體重。研究者們沒有質疑少吃多運動這些方法的效率，而是責怪我們，表示許多人「也許沒有真正執行減肥策略，或者只投入了非常少的努力」。換句話說，問題是我們還不夠努力。

過往世代中，失敗的減肥治療裡也出現了類似的態度。當放血或使用汞等沒有效率的醫療手段失敗時，醫生責怪的也不是治療手法，他們通常只會加重劑量，並且更猛烈地使用這些可怕的特效藥。就和當時那些無知的病患一樣，遇上減重一事時，我們通常只會跟隨專家的說法，繼續重蹈覆轍。

你有偏見！

所以，假設許多體重控制的療法都沒有確切的證據，我們也看得出來它們都無效，那為什麼包括研究者、健康專家和大眾在內的這麼多人，都還是堅持不肯放棄呢？

大衛・艾利森表示，其中一個原因是認知偏見，這是我們思想中的系統性錯誤。所有人——就算是最聰明的科學家——都會展現出這些偏見，而且通常都沒有自覺。以下是幾個例子：

・重複曝光效應（Mere exposure effect）

當人們重複接觸到某一種觀念，他們就更容易相信那個觀念。舉例來說，如果我們不斷聽到體重控制最終就只是少吃多動，我們就比較容易相信這是事實。對專家們來說，當他們接觸不斷出現在科學論文和論壇中的某些想法，他們也會有這種傾向。

・從眾效應（Bandwagon effect）

也稱為團體迷思。這種偏見使我們更想要接受某種觀念或方法，因為好像所有人都是這麼認定的。如果有個廣為流傳的觀念表示碳水化合物是增重的主要元兇，人們通常就會跟隨大眾，接受這個觀念。

・治療者期望效應（Allegiance effect）

這代表人們會強烈地依賴某一種特定的療法——不論是生酮飲食、原始人飲食法，或是無麥麩飲食，並認定它優於任何其他療法。當消費者或專家太過仔細地研究某一種學派，他們通常都會把坑越挖越深，而且很難放手。如果他們見識到與信仰相悖的證據，他們也許會選擇無視，並只接受支持他們觀點的資訊，這種行為被稱為確認偏誤。

・合理偏誤（Reasonableness bias）

如果某一件事聽起來很合理，我們通常就會更願意相信它是事實。舉例來說，吃早餐似乎是一件很合理的事，所以人們就會比較願意相信這是個可靠的體重控制手段，而不會有任何質疑。

・癡心妄想（Wishful thinking）

當我們太希望某事可以成功，卻又不得其門而入，我們也許會繼續相信它總有一天會成功，儘管沒有任何證據能支持這個信念。這種妄想促使專家們堅持執行同一種策略，消費者則會不斷嘗試各種飲食法。對這兩者而言，他們都希望重複做一樣的事能奇蹟似的帶來不同的結果，但老話一句，這就是失心瘋的標準表現。

社群媒體通常又會加強這些偏見，因為它們會提升我們接觸到某一種特定想法的機率，並讓我們產生「所有人」都同意的錯誤印象。事實上，也許只有相對比較少數的小眾群體同意那個觀點，只是他們的貼文被社群網站的演算法推送到我們面前罷了。

這種資訊的選擇性曝光讓我們被思想相近的虛擬同好們包圍，也可能使我們產生並加強對減肥法則的忠誠度。例如，假設你比較傾向相信素食主義是體重控制的最佳解答，你會更有可能加入滿是素食主義者的殿堂，並因此更加深你的信仰。

除此之外，藉由社群媒體聽聞他人的減重成功經歷，也可能會引導我們產生錯誤的結論，相信某一種特定的方法用在自己身上一定能成功，因為用在別人身上（看起來）成功了。

當這些所謂的「別人」都是名人時，效果就更為強烈。我們許多人都會與知名人士產生一種所謂的「擬社會關係」，基本上就是單方面的友誼。在推特上面追蹤他們、關注他們的一舉一動，我們或許就會覺得自己認識他們，也會相信他們是可靠的資訊來源。此外，我們看見他們纖細、優美的體態，就認為那是他們說話其來有自的證據，儘管在現實中，名人們宣傳的體重控制方式和主張通常都沒有科學根據。

對我們許多人來說，新聞媒體也是體重控制的資訊來源中舉足輕重的一環，但其中也充斥著許多偏誤，並透過斷章取義來誤導我們。很多時候，新聞報導都會誇大某些研究的重要性或絕對性，給出不公正的誇張結論，並對關鍵的研究限制三緘其口。

研究的種類就是其中一種限制。並不是所有的研究都建立在同樣的基礎上。研究是有等級之分的，試管與動物實驗則是最沒有絕對性的證據。在報導這類研究時，新聞也許會寫下一句「一個新的研究顯示，綠茶能幫助減重」，給人們錯誤的印象，卻沒有在文中清楚表明研究對象是肥胖的老鼠，而這些研究成果也許無法應用在人類身上。

此外，新聞也很常使用誤導的言詞來報導觀察性的研究，也就是觀察兩件事情之間關係的研究——例如運動與減重的關係。根據這樣的關係，如果有篇報導告訴我們，運動會導致體重變輕，那這就有了欺騙之嫌，因為觀察類研究是不能證明因果關係的。也許運動者們還有其他習慣，例如健康飲食，而那才是造成他們體重降低的原因。儘管研究者會試著控制這些變因，但他們的研究方法也並非萬無一失。

隨機試驗（randomized trial）會將受試者隨機分派，讓他們接受治療（例如某種飲食法）或安慰劑。隨機試驗通常被視為研究的黃金準則，因為這類研究可以證明因果關係，但仍有足以影響可靠度或相關性的缺點。舉例來說，一個為期四週的測試無法讓我們知道某種手法會不會帶來長期的減重效果；而以大學生為測試對象的研究也許無法套用在中老年人身上。媒體報導通常不太在意這類的關鍵細節，或者根本完全無視。

記者在報導研究時，有些因素可能會導致他們功虧一簣，例如缺乏科學訓練、截稿日太近、文章篇幅不足（或播報時間不足），又或者是非得誇大其詞——換句話說，就是譁眾取寵，好吸引觀眾的目光。

作為一名記者，我當然不鼓勵粗製濫造的報導，也固定會在演講中向同儕們舉出許多例子。但平心而論，這並不完全是記者的錯。經過扭曲的新聞稿也是共犯之一。很多時候，記者是從大學和科學期刊所提供的文本中得到暗示，而研究也顯示，這些新聞稿通常也包含了我們時常在媒體上看見的誇大言詞與隱瞞。

如果繼續追溯回去，你就會發現，有時候那些研究本身就有同樣的問題，研究者本身的偏誤會促使他們誇大自己的成果，或是用誤導的角度解讀他們蒐集到的資料。這些研究者的言論被引用在新聞稿或是媒體報導裡時，他們的觀點通常比較不會受人質疑，而我們看見的就是偏頗的事實。

不只有認知偏誤會導致研究者做出這般虛假陳述，財務上的偏誤也會。由食品公司、減肥計畫、藥廠、保養品製造商之類的出資者所提供的資金能幫助學者們繼續進行專業研究，或是讓他們進行平時也許不可能有機會做的研究。所以你不難看出他們為什麼會想要討好贊助商，或者至少不會反咬出資者一口。

研究者通常會堅稱資金並沒有左右他們的成果，而確實，企業贊助也不一定會破壞一個研究的可靠程度。但有證據顯示，由食品工業所贊助的營養研究對贊助商通常會比沒有工業資金的營養研究更加有利。

這也許是因為研究者們在設計實驗時，就使用了更容易顯示出優點的方式。他們也許會限制資料的範圍，好讓優點顯得最大、最驚人。又或者，他們會強調對贊助商有利的結果，並削減或忽略相反的結果。這些細小的落差有可能難以察覺，也許甚至在研究者本人眼裡都不那麼明顯。

當然，金錢的力量遠不只展現在研究人員身上。就像我先前提過的，減重是個價值數十億美元的商機，而產業裡的許多玩家會有意識地散播迷思，因為這樣更能為他們的財務帶來正面影響。如果商業減重公司和減肥書的作者可以讓我們持續相信，這世界上有一種「最好」的飲食法存在，或是食物公司和營養品製造商可以繼續讓人認為「正確」的產品可以神奇地使體重融化，那麼這些商家就可以繼續賺我們的錢了。因為他們販賣的東西通常沒有長期效果，而使用這項產品的需求永遠不會消失，商家的盈利也不會。

事實或是後果

減肥迷思和錯誤觀念所導致的其中一個明確後果，就是會浪費掉原本可以花費在更有效率的策略上的金錢與努力。如果肥胖只是外表上的困擾，就不會是急需解決的問題了。但事實上，這是一件攸關生死的大事。

無法控制體重會對許多嚴重的健康問題火上澆油，例如流行的第二型糖尿病。此外，肥胖也會連帶提升心臟病、中風、高血壓、骨性關節炎、睡眠呼吸中止症、失智症、憂鬱症、脂肪肝、膽囊病變、腎臟病、生殖系統問題、某些特定癌症以及早逝的風險。另外，有肥胖問題的人，更容易在得了流感與新冠肺炎後演變成重症。

不只是極端的體重才會導致健康出現問題。在某些研究中顯示，剛成年與中年的這段時間之中，就算只是增重少少的五公斤，也會提升罹患糖尿病、心血管疾病、嚴重關節炎和某些癌症的風險，除此之外，也會降低健康老化的機率。其他研究則發現，增重十公斤以上會提升早逝的風險，尤其是年過五十五歲的人更為明顯。

誤導人的體重控制法不只會迎來這些威脅，它們本身也有各自的風險。就如我在本書中所述，這些方法可能會使人增加進食的慾望、減少用餐的喜悅、導致飲食失調、體重循環、增加壓力，還有造成肝的損傷。

也許最常見的副作用就是體重偏見。肥胖迷思會加強一個錯誤的觀念：我們能透過嚴格的飲食與運動來完全掌控體重，而那些不成功的人一定都懶散、貪吃又沒有自制力。

調查也印證了這一觀點。一份調查中，有百分之七十五的對象表示，意志不堅是減重的最大障礙，比其他任何因素（包括基因影響）都更有先決性。同樣地，紐約時報專欄中，一篇關於肥胖比例上升的文章得到的讀者評論如下：

「解決方法很簡單：少吃，多運動。這都是自作自受。你完全不能怪別人，只能怪自己。」

「胖子／肥胖人口就只是沒有自制力、沒有紀律，也沒有健康生活的意志力。我對他們毫無惻隱之心，因為他們也不自愛。」

「你的自制力是出了什麼問題？……不要把你糟糕的決定怪到自己以外的其他事物上。」

這種態度也很常出現在衛生保健專家身上。注意到這個事實之後，埃默里大學的大衛．波洛格博士也公開寫了一封道歉信給那些被人告知要透過飲食和運動來減重的過重病患。「我們陷害了他們，使他們承擔我們失敗的治療手法導致的後果。」他寫道。「他們帶著關於耐受性的真相來到我們面前，我們卻大聲否決他們，並說他們心理素質軟弱、不配合治療，或是懶散。」

體重偏見無疑嚴重影響了社會如何看待與對待體重過重者，也對人們自我批判的標準產生了負面影響。這種內化的偏見會使人產生罪惡感、羞愧感與自責，這種感覺尤其傷人。最重要的是，它與憂鬱、焦慮、自我價值低落和暴飲暴食有關，同時也會使人更不願意參與健康的活動，例如運動。這麼一來，內化偏見不只殘害了人們的健康和生活品質，也同時使體重控制變得更困難了。

這就是安琪拉的人生經驗。大學時期增重了十五公斤的她想辦法減掉了一大部分，但她發現維持減肥後的體重更加困難，一部分是因為她當時身處一段不健康的交往關係，還有一份一週需要通勤五小時數次的工作。最後安琪拉增回了所有的體重，還又增加了十五公斤。

她辭職、結束那段感情、減少進食，也盡量運動。儘管她試著做所有「對的事」，她還是無法順利減去所有多出的體重。安琪拉非常自責，對自己的身體感到憤怒，因為它似乎沒辦法對以前有效的做法產生同樣的反應了。「這使我開始討厭自己的身體。」她說。自責與憤怒使她開始認為：「那我幹嘛還要努力？」接著又透過暴飲暴食來懲罰自己。她的自我形象一落千丈，使她潛在的憂鬱傾向開始惡化。「看見鏡中的自己，我只有負面想法。」她說，而這些負面想法包括「覺得自己是個失敗品、覺得自己很可恥」。

諮商師挑戰安琪拉，請她試著對自己展現對待其他人的那種熱情。作為練習的一部分，安琪拉每天都會問自己：「今天我的身體又給了我什麼？」她要把焦點從她的身體不讓她做的事，轉移到它帶給她的幫助。

現在的安琪拉試著對抗羞恥、憤怒與失敗的感覺，她不要再去擔心體重計上的某個特定數字，或是穿不穿得下某個特定尺碼。她要把焦點放在她可以控制與她可以做到的事情上，像是跑步、健行或跳舞，還有她對自己所做的事情有什麼感覺。此外，她也開始寫日記，讓她能夠把感覺化為文字、釋放某些對自己和體重產生的負面想法。

這一切都讓安琪拉走上了一條身心都更為健康的道路。除了穩定散步和大量蔬菜的健康飲食之外，她現在對自己的情緒和背後的原因有了更清楚的認知——她知道，三十歲的她已經做了更好的準備，她能夠應付的不只是體重問題，還有人生中的其他挑戰。

前方的道路

在本書中，你會讀到許多像安琪拉這樣的真實故事，你會看見他們在體重控制的戰爭之中，如何成為誤導觀念的受害者，又是如何找到方法來戰勝它們。和我們常見的「成功」體重控制案例不同，這些人的勝利不是他們又減了幾公斤、腰圍少了多少公分，而是他們意識到傳統的思想有多麼無用，並開創了別條對他們來說更有效率的道路。

有些專家說，與其試著改變個體的行為，我們的焦點應該要放在改變社會上導致肥胖的各種力量，像是餐廳誇張的分量，或到處都是不健康、使人肥胖的食物，還有不斷鼓勵我們購買這些食物的行銷策略。

無庸置疑，像這樣的因素都佔有十分重要的地位。而在這本書中，我會檢視一些試圖處理這些問題的方法，像是收汽水消費稅，或是要求在菜單上註明熱量等等。但我的首要目標是提出針對每個人的建議。因為，雖然個人責任並不是體重控制的全貌，卻仍是最關鍵的一環。

有些人會否認這一點，但這就意味著我們變成了無助的受害者，沒有辦法對自己的體重和身體健康做出任何控制。但這不是事實。只要用正確的策略、抱持正確的期待，我們確實可以在自己的生命中，創造出有意義且能長久維持的改變。

如果要擁有這樣的力量，首先，我們要知道自己該接受什麼建議、又該忽視哪些說法。從第一章到第七章，我們會討論關於嚴格飲食、熱量計算、運動、燃脂食物、進食時間、保養品與藥品，以及理想體重的迷思與誤解。在每一個章節中，我都會先解釋該項建議的由來，也會點出某些看起來十分新穎又犀利的流行方法，其實都是舊思想的遺毒。

此外，根據我在公共衛生與流行病學的學術訓練，我會以科學的角度分析，指出某些特定的宣稱其實與事實並不相符。（本書記錄了幾百條引文，所以如果你想要親自研究這些科學，或是想知道我是怎麼得出這些結論的，歡迎自便！）我也會解釋，這些沒有科學基礎的宣稱會如何影響我們對體重控制所付出的努力，在某些案例中，又是如何帶來傷害。

但這本書不只會談到誤導或錯誤的觀念。我也會探討真正有效的做法，每一個章節的結論都會有可以實際操作，避免浪費時間、金錢與經歷的步驟。在最後一章裡，我會提供一份綜合概覽，整理出有效的方法，你會發現它們都比我們時常聽聞的「減肥手段」簡單多了。當然，你不會在這本書裡看見三十天減肥計畫或是七步驟減肥法，因為世界上根本就沒有這種套用在每個人身上都行得通的方法。我會列出一系列有科學根據的原則，希望這樣能幫助你朝自己的目標前進時，做出更有智慧的選擇。

在本書「迷思或真相」的欄位中，你會看見很多我們時常聽見的許多說法，例如：有些食物會產生「壞的」熱量、大量喝水會讓減重更加順利、水果會導致肥胖、高強度的訓練會消耗更多熱量，還有吃點心是壞事。

我要特別表明，這本書是專注在成年人身上，這並不是要弱化或忽視兒童肥胖的問題與注意這個問題的重要性。但年輕人所需要的減重方式通常和成年人不同，尤其要提升他們的身體形象與避免他們產生永久的體重偏見。如果要把這些全部塞進這本書裡，會使得書寫材料不夠精準，因此我就把這個議題留給其他人去討論了。

*

我最喜歡的其中一則漫畫刊登在《紐約客》雜誌，畫了一個書店中的女人走到一排寫著「減肥書」的書架旁，看著書架被分為兩個部分——「虛構」與「非虛構」。我在演講時把這則漫畫展示給觀眾們看，都會引起大家的會心一笑。這則漫畫表達了，不只是對於減重書籍，還有廣泛的減重建議，大部分的人都有這樣的心情。我希望，在減重的旅途中，這本書能夠幫助你區分虛構與非虛構的事實，並帶你走上成功的道路。

第一章

選對敵人

很壯、吃太好、熱量過剩。我還小的時候，服裝店店員和我們家的親朋好友都會用這些詞彙來形容我的體態，我到現在都還鮮明地記得。雖然他們想要表現得很有禮貌，但這種評論依然很傷人，因為儘管我當時只有八歲，我還是完全知道他們想說什麼：我很胖。

為了幫助我瘦下來，我媽媽便禁止我再吃麵包。這個建議反映出她從小習得的觀念，認為澱粉類食物是肥胖的罪魁禍首。我遵守她的指示（至少當她人在場的時候），就連在我最愛的餐廳也一樣，我會不情願地把麥當勞漢堡的麵包給拿掉。

一九八〇年代，我進入大學，開始對營養學產生興趣。我回想起媽媽的減肥指令，讓我不禁莞爾。根據我現在所學的一切來判斷，我發現她搞錯了。體重增加的主要原因是脂肪，而不是澱粉。所以她應該要我放棄漢堡肉，而不是麵包。

如果我是這個世代的過重兒童，我媽──她總是會接受最新的營養知識──大概會盯上另一個罪魁禍首，把矛頭指向我總是和漢堡一起點的高含糖汽水。

幸運的是，隨著年紀增長，我越來越瘦了。但我們的社會並沒有放棄要為我們日益增長的腰圍找一個怪罪的目標，尋找飲食敵人的慾望也還未獲得滿足。我們換了一個又一個目標，從脂肪到碳水化合物、麥麩再到汽水。或者，根據你追隨的飲食習慣的不同，你的敵人或許會是動物製品、豆類、熟食、酸性食品，或是我們的祖先以前不會吃的東西。

為複雜的問題尋找好壞二元論的解釋是人類的天性。我們在人生中的其他領域中也會看見類似的徵兆，像是政治。雖然有個明確定義的敵人也許可以滿足我們的需求，為複雜的事物找出簡單的合理說法，但如果這讓我們偏離真正重要的目標，也許就會帶來傷害。

在減重的抗戰之中，也是同樣的情況。我們試著追趕不斷改變的壞蛋，得到的卻是一次又一次的失敗。許多勢力都在鼓勵我們繼續追逐，像是食物攤商、新聞媒體，還有樂於販賣各種無脂肪、無碳水或其他無敵食物給我們的食品公司。

營養學者、肥胖專家以及政府機關同樣也引領著我們走上歪路，當我們談到肥胖的罪魁禍首時，他們過度強調了科學的確定性。研究顯示，妖魔化一整類食物的減重飲食習慣也許在短時間內行得通，但長遠來看卻都無法持續，而且可能還會使情況惡化。就如《飲食修復（The Diet Fix）》的作者約尼．弗里德霍夫博士（Yoni Freedhoff）所述：

「認為某一種特定食物或某一類食物會導致整個社會變胖，這樣的觀念十分危險。」

脂肪恐懼症

從史前時代開始，禁忌食物的觀念就已經存在了。畢竟，根據聖經故事，就是禁忌的水果使亞當和夏娃開始受苦，也是全人類受苦的起因。但很少有其他妖怪食品能激發出比膳食脂肪更廣為流傳的恐懼與厭惡。

針對脂肪所產生的敵意從一九五〇年代開始，科學家安塞爾．基斯（Ancel Keys）開始了指標性的「七國研究」（Seven Countries Study），發現食用較多飽和脂肪的國家，人民好發心臟病的比例也更高。儘管在基斯死後，反碳水的支持者指控他用不正當的手段操弄了研究成果，以佐證他想證明的東西——一份審查事實的白皮書（就如我先前所說，每個故事裡都要有一個反派），後來卻證明了這是不實指控。

基斯的研究和其他研究文獻促進美國參議院情報委員會（US Senate Select Committee）在一九九七年時，針對營養與健康需求做出了一份指標性的報告，鼓勵美國人少吃脂肪，多吃複合式碳水化合物。這份報告以委員會的會長喬治・麥高文（George McGovern）為名，命名為「麥高文報告」，使所有如牛肉、雞蛋、全脂牛奶、起司、堅果和奶油等高脂肪食物都成了大大的箭靶。

雖然這份報告當時的主要目標是避免心臟病，但低脂飲食的擁護者卻開始把它當成體重控制的方法。這背後的理論是：每一克的脂肪所產生的熱量是碳水化合物或蛋白質的兩倍。此外，我們的身體將多餘的膳食脂肪轉換成儲存脂肪的過程相對簡單，消化脂肪所需的能量也比較少，這代表，我們身體吸收的大部分熱量，都是來自於脂肪。

此外，有些動物研究也顯示，餵食高脂肪的食物時，動物們會增加身體脂肪、變得肥胖，這也成了以上論調的支持之一。但在人類身上，這樣的證據就沒有那麼肯定了。無論如何，傳達給大眾的訊息仍然十分明確：攝取脂肪，就會讓你變胖。有了營養師、新聞報導還有減肥書籍的加持，這個觀念便成了一九八〇和九〇年代的主流框架。

將脂肪視為大敵的學者之一迪恩・奧尼許博士（Dean Ornish）在一九九三年出版了一本名為《吃更多，重更少（Eat More, Weigh less）》的書。這本剛問世時，奧尼許飲食法不只排除了雞鴨魚肉，還排除了堅果、種子類、酪梨、植物油，甚至是低脂的乳製品。（現在，奧尼許飲食法終於接受了少量的堅果與種子食品。）

在奧尼許飲食法最原始的版本中，他容許的食品有玉米片、蝴蝶餅、蘇打餅乾，還有其他袋裝食品，只要是零脂肪的都行。聯邦政府也對這樣的產品表示贊同。在一九九〇年頒布的「健康人二〇〇〇」目標中，美國衛福部號召食品工業，在九〇年代結束前，至少提出五千種低脂肪的加工食品。食品工業達成了這個目標，使市場上充斥著低脂與無脂產品，像是沙拉醬、洋芋片、冰淇淋，當然還有餅乾。「優良點心」的標章成了那個時代的象徵。女性雜誌和生活風格雜誌不斷推銷這些低脂食物，稱它們是高脂肪食物較為健康又對體重更友善的替代品。但這些食物通常會加糖來彌補減去的脂肪，而且含有的熱量和脂肪差不多，甚至更高。

我們都知道在這個時期發生了什麼事：雖然從脂肪而來的熱量比例變少，肥胖率卻上升，糖尿病的案例也增加了。專家們持續爭論著其背後的原因。有些人表示，我們減少的脂肪攝取量還不夠多。有些人則說，我們都挑錯低脂食物（例如加工食品）來吃了。此外，另一個因素是人們整體攝取的熱量持續在攀升。

無論如何，至少有一件事很明確：我們的社會針對脂肪來對抗肥胖的策略，是個徹徹底底的大失敗，而且可以說是使問題變得更糟了。

阿特金斯的解答

羅伯特．阿特金斯（Rober Atkins）為這個結果提出了一種不同的解釋：我們找錯嫌犯了。他表示，脂肪是無辜的，真正的肇事者是義大利麵、馬鈴薯，還有大家不斷被鼓勵攝取的各種碳水化合物。

碳水導致體重增加的概念並不是新聞。超過一個世紀以前，威廉．班廷（William Banting）就已經在《書寫肥胖的一封信（Letter on Corpulence, Addressed to the Public）》中，提過了他自己的低碳水減肥計畫。這本暢銷的小冊子出版於一八六三年，作者曾經是個肥胖的英國人，他在書中提到，自己在醫生的建議下，避開了糖分、澱粉以及「糖精等東西」，並因此而減去了二十三公斤。這是第一本國際減肥書，它甚至熱門到連「班廷」都變成了「減肥」的代名詞。

一九五〇年代的碳水控制醫學代表是阿弗雷德．彭寧頓（Alfred Pennington）醫生所提出的杜邦飲食。之所以這樣命名，是因為彭寧頓開出了這樣的飲食計劃給杜邦公司的過胖員工。在一九五三年的《新英格蘭醫學雜誌》中，彭寧頓提出，限制碳水到熱量攝取的百分之一或二，對減重「十分有效」，因為這樣會讓身體使用儲存的脂肪。現今生酮飲食的追隨者對這一說法肯定都不陌生。

一九六〇年代出現了數種低碳飲食法，包括赫曼．托勒（Herman Taller）醫生的暢銷書《熱量不算數（Calories Don't Count）》，不過他被判了郵件詐騙罪與共謀罪，因為他用本書來推銷紅花籽油膠囊；還有化妝品公司高層羅伯特．卡梅隆（Robert Carmeron）所寫的《酒鬼飲食法（The Drinking Man's Diet）》，這本書主打你可以愛吃多少肉就吃多少、愛喝多少酒就喝多少，但是不可以吃麵包或義大利麵；還有《馬丁尼與發泡奶油（Martinis and Whipped Cream）》——書名夠誘人的吧？其中一個章節就叫「揭露碳水化合物的邪惡真相」。

一九六〇年代，心臟科醫師阿特金斯也跳上了反碳水的列車，並在一九七二年出版了他的第一本書《阿特金斯醫生的新飲食革命（Dr. Atkins' New Diet Revolution）》。由於他正好搭上人們對於低脂飲食不滿意的熱潮，阿特金斯表示牛排與培根沒問題、但是麵包不是好東西的說法，使他的書成了暢銷作品。其他的低碳飲食也開始跟進，例如區域飲食（Zone diet）和南灘飲食法（South Beach diet）。每個飲食法背後的醫學理論都不一樣，但全都孤立了碳水化合物，將它定罪成體重上升的原因，並在不同程度上限制了碳水的攝取。

從能量穀物棒到冰淇淋，所有產品的製造商都趕著推出成千上萬種重新調配過的食品，這次使用更少的碳水以及更多的脂肪。這些產品也包含了阿特金斯自己的公司——阿特金斯營養食品公司。儘管阿特金斯在二〇〇三年就過世了，他卻成功地讓碳水化合物在數百萬人心中成了一個骯髒的字眼，影響直至今日。《飲食邪教（Diet Cults）》一書的作者麥特・費茲傑羅（Matt Fitzgerald）形容阿特金斯「投下了一道非常長的陰影」，並在書中提出反問：「如果阿特金斯沒有先一步改變一般飲食者對穀物的看法……那麼無麥麩飲食或原始人飲食法還有成功的機會嗎？」

迷思或真相：麥麩會導致體重增加？

麥麩是一種小麥、大麥以及黑麥中的蛋白質，對患有乳糜瀉（Celiac disease）的人有害。據報，雖然有些人並非乳糜瀉患者也會產生症狀（這樣的狀況稱為麩質敏感），但目前都無法證明體重增加是症狀之一。在某些研究中，麥麩會導致老鼠的體脂肪變高，但沒有任何人體實驗證明這也會發生在人類身上。也沒有證據表明無麥麩飲食能幫助減肥。

有些相關的聲明表示，小麥特別容易使人變胖（暢銷書《小麥肚（Wheat Belly）》使這個觀念更廣為流傳），但這個說法同樣也沒有什麼證據。小麥在世界各地作為主食的飲食方式已經過了好幾個世紀，也沒有引發過肥胖問題。有些說法認為，現今的小麥因為選育的關係而更容易導致肥胖，這種看法並沒有科學根據。

請注意，無麥麩的麵包、餅乾和其他食物，其實並不一定更健康，或是對體重更友善。在許多狀況下，和含有麥麩的食物相比，這類食物反而熱量更高、糖分更高，纖維和維他命B群含量則更低。

衡量各種飲食

現今的反碳水大軍，例如大衛・魯德威（David Ludwig）醫生和作家蓋瑞・陶布斯（Gary Taubes）都指出碳水化合物之所以邪惡，關鍵就是胰島素。吃高碳水的食物會刺激胰島素分泌，而他們表示，胰島素會使身體把熱量儲存為脂肪。在他們的理論中，這會導致飢餓感提升，以及降低代謝，兩者皆會使體重上升。

這樣的解釋聽起來很合理，也時常被認定為已知的事實。但其實並不是。儘管魯德威的研究似乎支持了他們的理論，但其他研究者所做的研究卻並非如此。舉例來說，當人們在受控制的環境之下使用低碳水飲食，他們的代謝率並沒有如預期般上升，反而毫無改變，或甚至是下降了。而且使用低碳水飲食的受試者，減少的脂肪也比低脂飲食的對照組還要少。

此外，研究者們匯整了超過二十份關於碳水化合物攝取的觀察性研究，發現較高碳水的飲食和肥胖之間，並沒有任何關聯。

碳水的反對者說那些違逆他們信仰的研究都有設計上的缺陷。但是，儘管他們批評針對脂肪的研究並沒有足夠的證據，他們針對碳水化合物所發表的言論也有著同樣的缺點。

五十步笑百步。

所以，哪一邊說的才對呢？總體而言，比較低脂與低碳飲食的研究，發現兩者都不對。

以下三個最大的研究，都對過重與肥胖的成年人進行測試，讓我們來看看這些研究結果。

一份發表在《新英格蘭英國醫學雜誌》上的研究，隨機分派四種飲食法給八百一十一人，每一種飲食法都包含了不同比例的熱量來源，包括脂肪（從百分之二十到四十都有）、碳水化合物（百分之三十五到六十五），還有蛋白質（百分之十五到百分之二十五）。經過六個月後，每個群體的體重減少量都一樣——都在六公斤左右。一年過後，參與者們的體重又增加回來了。期滿兩年時，那些完成測試的人平均都比一開始少了四公斤左右，脂肪最低或碳水最低的群體並無差異。

在一份《內科醫學年鑑（Annal of Internal Medicine）》的研究中，參與者共三百零七人，各自被指派低脂飲食（最多只有百分之三十的熱量來自脂肪）與低碳飲食（前三個月每天都只有二十克的碳水化合物，然後再逐漸增加）。一年過後，兩組飲食減低的平均體重（十一公斤）並無差異。兩年後，減去的體重只剩七公斤，在兩組飲食對照組上仍無區別。

一份在《美國醫學協會期刊（The Journal of the American Medical Association）》發表的研究，名為DIETFITS，六百零九名受試者分別被指派了健康低脂飲食（只有百分之二十九的熱量來自脂肪），以及健康低碳飲食（只有百分之三十的熱量來自碳水化合物）。兩種飲食中，所謂的「健康」，都是把蔬菜和全天然食品的分量最大化，並把添加糖與精緻澱粉的量減到最低。一年過後，兩種飲食法的人都減去了五到六公斤，兩個群體之間也無差異。

看到其中的模式了嗎？

綜觀下來，這些研究都顯示，減低脂肪或碳水，都可以幫助減重，體重都會達到平台期，然後再漸漸增回，而長期下來——這才算數——兩者都不具優勢。

其他齊頭式的比較顯示，在前六個月之間，低碳飲食也許會更有效率，但差異相對較小——兩者相差不到兩公斤。這樣的平均值卻模糊了一項事實：在研究中，個體差異其實有可能非常大。舉例來說，在DIETFITS測試中，每一組裡都有幾個人減重達到二十七公斤（甚至更多），也有人反而增重了九公斤。

為什麼特定的飲食法對某些人會特別有效，原因仍然不明。也許基因會影響人們對低碳或低脂飲食的反應，但DIETFITS的研究並沒有找到支持這一論點的證據。同樣地，胰島素分泌狀況也許也佔有一席之地——有些研究提出，低碳水的飲食對有胰島素阻抗或胰島素水平較高的的人來說更有效——但DIETFITS也同樣無法顯示這一點。

整體而言，這些研究都有一個問題，那就是「低脂」和「低碳」飲食中的「低」是沒有標準定義的。舉例來說，以低脂飲食而言，研究通常會把由脂肪攝取的熱量限制在百分之三十左右，但有些研究卻只有百分之二十，甚至更低。同樣地，在低碳飲食中，碳水的上限也從百分之十到三十不等，有些甚至更高。

特定飲食法的擁護者表示，如果一個研究沒有對脂肪或碳水進行足夠的限制，那就無法有效測試那種飲食法的效果。說得好。那麼，最極端的兩種低脂和低碳飲食，相比起來如何呢？

我們就先來看看我前面提過的奧尼許飲食法吧。他把脂肪攝取的熱量限制在百分之十——比美國人平均攝取量的三分之一還要少。在兩個比較奧尼許飲食法、阿特金斯飲食法與其他飲食法的測試中，根據測試的不同，奧尼許飲食法的組別在一年後減少了二到三公斤，和阿特金斯飲食法的組別表現差不多，或者稍微差了一點點。

至於限制碳水的飲食，最低攝取的飲食法就是生酮飲食。碳水化合物所產生的葡萄糖通常是我們的身體最主要的能量來源。生酮飲食已經被人使用了一百多年，用以治療癲癇，而這種飲食法的目標，是使身體缺乏葡萄糖，好讓它汲取儲存的脂肪當作能量，將其轉換成稱為酮體的化合物。這種飲食法通常會要求把碳水的熱量壓到百分之十以下，或者限制一天只能攝取五十克的碳水化合物——大約只是一般飲食中五分之一的量。限制得這麼低，意味著穀類、豆類、甜食、澱粉類蔬菜還有大部分的水果都被禁止了。

一份研究匯整了十三個測試的結果，比較了生酮飲食與低脂飲食的差異，生酮飲食確實領先了——只有一點點。經過十二月個月或更久之後，生酮飲食的使用者比低脂飲食者多減了一公斤，研究者稱這種差異為「不太有臨床重要性」。也就是說：它毫無意義。

不論是限制脂肪還是碳水，人們的自制力通常都會隨著時間消退。研究時間拉得越長，受試者就越有可能作弊，或是縱容自己吃「錯的」食物。半途而廢也很常見，尤其是在極端飲食法的情境下。舉例來說，我前面提到匯整了十三個生酮飲食測試的研究就寫道，每一個測試中，至少都有三分之一的受試者在結束前就放棄了。在其中一個測試裡，百分之八十四的人都無法完整完成。

如果大多數人都無法執行某一種飲食法超過短短幾個月，這對該飲食法來說肯定有失顏面。但擁護者可不是這麼看的。低碳或低脂飲食沒有辦法達到預期的效果，支持者只會責備實行者缺乏動力。我們也會自責。

但我們不應該自責。不管被禁止的食物是起司和巧克力，或是麥片和玉米，太嚴格的飲食法通常都會讓我們感到匱乏。限制我們喜歡的食物會對我們的大腦造成影響，使我們更加渴望那種食物。大部分的我們遲早會向誘惑低頭。對一些人而言，這個過程也許會引發暴飲暴食。

除此之外，把整個類別的食物都禁止或許會對我們的健康有害。舉例來說，生酮飲食禁止了所有的穀物類與大多數的水果，這些都是維生素、礦物質以及纖維的重要來源，這樣很有可能會導致營養不均。此外，用許多飽和脂肪來取代碳水化合物，也有可能會增加低密度脂蛋白，也就是「壞的」膽固醇。（它也有可能會提升高密度脂蛋白，也就是「好的」膽固醇，並降低三酸甘油酯，也就是有害的血脂，因此這對心血管健康的整體影響仍然不明。）同樣地，極端的低脂飲食如果少了太多蛋白質，或是缺乏來自油品、堅果和富含脂肪的魚類的有益脂肪，也可能會導致健康問題。

嚴格限制脂肪或碳水的攝取也許在某些狀況下會是有效的策略，但那並不是一種魔法特效藥，在大多數人身上，也無法長時間維持。真相是，沒有一種「最棒的」飲食法是可以套用在每個人身上的。但許多飲食法的推行者有財務上的誘因，因此一直要我們做出相反的期待、相信相反的說法。那些獲得贊助或是事業優勢的研究者，也因此才不斷產出各種徒勞的研究，試著在低碳、低脂和其他飲食的戰爭中嘉勉一位「贏家」。事實上，這其中並沒有贏家。只有輸家——也就是我們——被人誤導著，走上這條無意義又布滿潛在危機的道路。

喬丹的旅程

喬丹正在尋找減重的方法，卻發現自己迷失在琳瑯滿目的飲食法汪洋之中。二〇一二年，剛從大學畢業的他偶然遇上了一本推廣生酮飲食的書。它突破了周圍鬧哄哄的噪音，提出彷彿每個減肥的人夢想中的福音：你愛吃多少脂肪就吃多少脂肪——培根、起司，還有牛排。只有一個條件：不吃碳水化合物。

喬丹這輩子大多時間都處於過重的狀態，雖然喜歡上健身房，卻一直無法控制自己的飲食。他在餐廳工作，以負擔學校的學費，但也同樣加強了他在飲食控制上的挑戰。

喬丹希望生酮飲食能夠為他提供一個解決方案。但過不了多久，他就發現自己陷入了嚴重的困境。少了碳水，他覺得他的力量大幅下降了。以往他所享受的健身鍛鍊，現在成了讓他枯竭的壓力。「我一直處在撞牆期。」他說。在朋友或家族的聚會中，他努力避開菜單上的碳水化合物，也使他感到罪惡與難為情。

此外，體重也不像他預想的那樣減少。每次他只要減了幾公斤，那些重量增回的速度似乎比他減重的速度還快。兩年間，喬丹斷斷續續地嘗試生酮飲食八個月。在那段時間裡，他的減肥嘗試又因為資料分析的新工作而產生了全新的危機，因為這份工作有許多出差與應酬的酒局。

喬丹這些失敗的嘗試以及逐漸加深的挫敗感，使他最終決定完全放棄了生酮飲食。他還是認為有更好的做法，因此他再度開始搜尋，最後終於找到了一直尋覓的目標——但那並不是另一種限制型的飲食法。他並沒有試著降低某一種營養的攝取量，而是專注在整體飲食的組成，並注意自己吃了什麼、又攝取了多少熱量。

多虧了全新的飲食習慣，喬丹獲得了所有該有的營養，也能更有效地運動。他也減掉了十八公斤，而且能夠大致保持在現在的體重，沒有再復胖。

迷思或真相：你應該避開高升糖指數的碳水化合物？

升糖指數（GI值）將含碳水化合物的食物依照提升血糖的能力，從零排到一百。這個排行的擁護者宣稱，像馬鈴薯這種高GI值的碳水，比豆類等低GI值的澱粉更容易導致肥胖。（另一個相關的概念則是升糖負荷，也就是GL值，同時考量了GI值與每一分量中的碳水化合物含量。）但整體的研究並無法證明低GI或低GL值會對減肥更有助益。GI值本身的概念也是有瑕疵的，因為它的前提是認定食物是在空腹狀態下被單獨食用，但這通常都不是事實。舉例來說，搭配脂肪與高GI值的食物，就會壓制血糖的上升。除此之外，像是食物的烹調方式或是成熟度等其他因素，也都會影響某一種食物對血糖的作用，每個人所產生的反應也都不同。所以GI值通常都是一個不可靠的指標。

怪罪糖分

另一種時常被冠上「最邪惡」之名的候選人，則是糖分。而最該為這現象負責任的人，是羅伯特・勒斯蒂格（Robert Lustig）博士。二〇〇九年，他發表了一篇演說，名叫〈糖分：苦澀的真相〉，在這篇演說中，他說糖是「毒藥」，是導致肥胖和其他健康問題的主要原因。這場演說的影片被發布在YouTube上，已經吸引了超過一千萬人次觀看。

勒斯蒂格也出版了一本暢銷書，更加仔細地描繪了在他的理論中，糖分有何地位。這本書命名為《雜食者的詛咒》，將糖分——或者更貼切地說，將果糖，也就是精緻糖類、高果糖糖漿或者其他高熱量甜味劑中的一個成分，標記為「毒物」，是「最終大反派，是帝國的黑武士，正在招呼你進入黑暗面」。

糖是葡萄糖與果糖各半的綜合體，而我們的身體消化這兩種成分的方式是不一樣的。當我們攝取葡萄糖或其他碳水化合物時，我們的胰島素水平會上升，也會刺激瘦體素向大腦發送訊號，表示我們飽了。（下一章，我們會進一步探討瘦體素。）但果糖不會刺激胰島素的產生，因此根據勒斯蒂格的說法，大腦並不會覺得我們飽了，我們就會繼續吃。

另一個差異是，和能拿來當作全身能源的葡萄糖不同，果糖幾乎是只透過肝臟來代謝的。勒斯蒂格表示，如果我們攝取的果糖超過肝臟能處理的量，多餘的果糖便會造成新陳代謝的破壞，導致脂肪生成，增加胰島素阻抗及不正常的膽固醇。

在老鼠的實驗中，大量的果糖確實會導致肥胖，還有其他勒斯蒂格所描述的影響。但是動物攝取的果糖通常比我們一般攝取的量多得多。此外，老鼠代謝果糖的方式也和人類不同，所以這個研究的相關性，還有待商榷。

整體而言，在人類身上的研究並不支持勒斯蒂格的理論，至少在體重這塊並沒有。舉例來說，許多測試裡，研究者給了受試者含有果糖的飲食，而為了做比較，他們砍掉了果糖，改用其他碳水化合物取代，並且把整體攝取的熱量維持一致。一個由世界衛生組織所授權的研究將這些測試的結果匯整起來，並作出結論，高果糖的飲食和低果糖的相較起來，並沒有比較容易致肥。

世界衛生組織的這個研究，顯示了較高的糖分攝取與較高的體重之間有關聯。但這和其他研究都顯示，這些增加的公斤數是因為來自糖分的額外熱量，而不是因為果糖或糖分特別邪惡的緣故。

至於宣稱糖分是導致肥胖的主因，讓我們來看看最近的趨勢：從二〇〇三到二〇一六年之間，美國成年人攝取的總糖分數量降低了百分之十七。但在同一段時間內，成人肥胖的比例上升了百分之二十三。如果糖分真的如人們所說這麼罪惡，你應該要看到肥胖率下降才對——或至少不該攀升。

這些當然都不是說吃一大堆糖分沒有關係。雖然沒有證據顯示這是唯一或甚至是主要引起肥胖的原因，但過量的糖分確實會導致體重增加、糖尿病，還有其他問題，而我們大部分的人都攝取得太多了。說它不是肥胖的主因，不代表它就不是問題。

但果糖和糖分逐漸成為頭號敵人之後，又無意間導致了其他後果。首先，我們現在看到了許多食物和飲料，都驕傲地宣稱它們不含高果糖玉米糖漿（HFCS）。事實上，這個名稱本身就在誤導了：HFCS 本身的果糖含量並不是真的特別高。就和糖一樣，他也是大約百分之五十的果糖（甚至更低），也沒有確定的證據說明 HFCS 比糖對人體更有害——就連勒斯蒂格也認知到這一點。但只要把產品標上「無 HFCS 添加」，工廠就能愚弄我們，讓我們相信這些食物比較不致肥，或是比較健康，就算它們充滿了糖或其他高熱量甜味劑也一樣。

除此之外，破壞了糖的名譽後，也導致了一波低糖或無糖加工食品的爆發性生產，就和我們看見的低脂和低碳食物一樣。一般來說，工廠會用人工甜味劑取代糖，而我在下一章會說明，這些食物能促進減肥的證據有限。有些研究甚至認為它們和體重增加及其他對健康的負面影響有關聯，例如糖尿病。如果我們像面對那些不添加敵人成分的食物那樣，過度食用這些限制糖分的食品，這種對「有毒」糖分的解藥並不會幫助我們縮減腰圍，最後更可能助長肥胖與相關症狀的火焰。

就像有加糖的食品一樣，水果也含有果糖與葡萄糖，一份水果中，可能就有二十克以上的糖，或者更多。但水果同時也含有纖維，會減緩糖分的吸收。此外，水果裡的纖維和水分也會讓我們產生飽足感，所以我們就不會吃太多（但也有例外，例如果乾）。整體而言，研究顯示，水果不會導致體重上升，甚至還與體重降低有關。而且和高含糖的水果相比，低糖的水果對腰圍並沒有絕對的好處。在三個大型研究中，比起像是葡萄柚這類低糖水果，偏向高含糖的蘋果和水梨與減重的關係甚至更強烈。

但果汁卻是另外一回事了。失去了纖維之後，它的含糖量和熱量通常比水果本身更多，也更沒有飽足感。研究也證實它與增重有關。所有的原因都指向——水果用吃的比用喝的更好（第四章會有更多與水果有關的討論）。

人是喝胖的嗎?

近幾年來,反糖的光芒也更加照耀在汽水和其他含糖飲料上,像是各種水果飲料、運動飲料以及能量飲料。有些衛生與肥胖專家特別點出含糖飲料是致肥的原因,因為飲料是液體熱量的主要來源,並會在我們的飲食中增加糖分,帶給我們的飽足感也比不上固體食物。攝取較多含糖飲料的族群,例如非裔美國人與拉丁人,肥胖率也更高。

二〇〇九年,紐約市衛生局推出了反含糖飲料運動,更引起了人們對這個議題的關注。這個運動稱為「倒出脂肪」,在地鐵上張貼各種廣告,印著凝結的脂肪從汽水瓶中流出,下面的標語則寫著「別把自己喝胖」。還有讓人更倒盡胃口的影片:一個男人大口喝著汽水罐中的脂肪,一團團脂肪則順著他的下巴往下流。接著,是一句註解:「一天喝一瓶汽水,會讓你一年胖四公斤。」當時,紐約衛生局與其他地方的專家都向這句宣言立下挑戰。

要探討含糖飲料與體重的關係,不同的研究和不同的資金來源,就會有不同的答案。一個研究檢視了十七個大型的證據審查結果,然後發現那些由食品工業(例如汽水廠商）出資的研究，比較傾向表示研究結果沒有說服力；但是沒有利益衝突的報告，通常會指出含糖飲料與增重或肥胖之間有關聯。

就算含糖飲料真的會導致體重增加——看起來很有可能——影響也相對不大。一組不受任何產業束縛的哈佛研究者預測，每天多攝取一份含糖飲料（例如從一天喝一瓶汽水變成喝兩瓶），一年平均增加的體重也不到兩百五十克。

近年的潮流也開始懷疑含糖飲料是肥胖主因的說法。近幾年，從含糖飲料中所攝取的總糖量是逐年減少的。在二〇〇三年到二〇一六年間，含糖飲料所產生的熱量減少了將近百分之五十，二〇一六年時，成年人所攝取的總熱量中，含糖飲料所佔比例只有百分之四，而兒童攝取的總熱量也只有百分之五是來自含糖飲料。在這段時間中，從來不喝含糖飲料的人口上升了，重度飲用者的比例也大幅下降。

還記得在這段時間中的肥胖人口嗎？肥胖的比例仍然持續上升中，成人中的肥胖人口，從百分之三十二上升到接近百分之四十。年輕人的肥胖比例也提升了。如果含糖飲料真的是肥胖疾病的主因，那麼糖分攝取的走向應該和肥胖的走向一樣才對，而不是相反。

儘管只有有限的證據可以證明含糖飲料在這其中扮演的角色，許多肥胖專家和一部分的城市還是決定要對含糖飲料課稅，來延緩或逆轉肥胖疾病的症狀。這個做法的支持者通常會把含糖飲量與香菸相提並論，說對含糖飲料課稅可以減低人們的攝取量與體重，就像香菸的稅也減少了人們的吸菸量。

研究確實顯示，稅金的確減少了人們的含糖飲料購買量，卻沒有直接證據證明這與減重有關。也許是因為這和香菸不同，有太多不同的替代產品可以取代含糖飲料了。

當然，有些人可能會因此而捨棄汽水，改喝水。但他也有可能改喝水果汁、巧克力牛奶，或是啤酒等飲料，這些產品的熱量都和汽水差不多，甚至更多。或者，一個人也有可能選擇買別的東西來吃，像是糖果棒或是洋芋片。長話短說，沒有人能保證，打壓了含糖飲料之後，就會產生對體重更友善的消費行為。

由於談到含糖飲料稅時，大家就很容易群情激憤，我覺得我有必要解釋一下我的出發點：因為汽水和其他含糖飲料都不健康，所以我不喝。我沒有受到任何含糖飲料的產業束縛，經濟或其他方面都沒有。我也不是透過保守的政治觀點在看待這件事。

我擔心的是，含糖飲料稅有可能會傷害我們打擊肥胖的努力。有些稅金的支持者會說：「嗯，這又無傷大雅。」但是這不是事實。儘管缺少證據，但含糖飲料稅這種措施是為了促進減重才推行的，它的失敗會導致公共衛生機關的信用受到破壞。尤其是越來越多人開始對科學權威產生不信任感，這樣更會帶來問題。破滅的承諾會使人們更不願意支持未來打擊肥胖的措施，就算有強大的科學根據也一樣。

更嚴重的負面影響是，所有投入在爭取含糖飲料稅的時間和精力，都是沒有投注在更重要的事情上的時間和精力，例如關心我們整體飲食的組成。對含糖飲料課稅是政治操作下艱困的掙扎，而現在，就連權威也認同，單靠這個做法並不會減低肥胖率。運用有限的資源（不管是專家人力、注意力或經費）來打一場不太可能造成任何影響的硬仗，實在不太合理。不論這場征討是出現在科學期刊上，或是在市議會裡，這都是錯置的努力，如果用在其他地方，也許會更有效果。

迷思或真相：啤酒和其他酒精飲料會導致啤酒肚？

每公克的酒精會產生七大卡的熱量——幾乎是碳水化合物和蛋白質的兩倍。這是飲酒理應導致增重的理論中時常引用的數據。但事實上，研究逐漸開始顯示，微量至中量的啤酒、紅酒和其他酒精飲料的攝取，與體重增加或脂肪堆積並沒有關係。此外，根據某些研究顯示，體重無超標的婦女，若適當飲酒，也許比滴酒不沾的人還更不容易導致增重與肥胖。但重度飲酒（意指一天喝三杯以上的酒）和酗酒者確實與肥胖和腹部脂肪有關，尤其是男性。要小心混合酒類有額外糖分和熱量，這就會比只含酒精的飲料更容易提升體重。

房裡的大象

在古老的預言〈瞎子摸象〉中，一群從沒遇過大象的盲眼男子試圖透過碰觸來搞清楚牠是什麼生物。每個人碰到的都是不同的部位，從鼻子到尾巴都有，因此每個人都得到了不同的結論。在某些版本的故事中，無法達到共識的男人們最後開始拳腳相向。

營養專家大衛・卡茲（David Katz）博士，用這個故事來強調他所謂的「ONAAT 謬論」，也就是「一次一種營養」的理論。不論是脂肪、碳水、麩質、果糖或是其他東西，當我們專注在飲食的單一元素時，就會忽略了整體的樣貌，也就看不見房裡的大象了。是的，太多的漢堡或麵包或是太多的汽水或許會導致肥胖，但以上沒有一個是獨立的因素。

與其專注在單一敵人身上，我們更需要的是對飲食整體品質的關注。這代表著要多吃天然食材，像是蔬菜、水果、全穀類、豆類、堅果、海鮮和家禽瘦肉，並減少高度加工的食品（有時會稱之為「超加工」食品），例如洋芋片、餅乾、精緻穀類、汽水、熱狗，還有薯條。研究顯示，這種飲食模式不僅可以長時間控制體重，同時也會使身體更健康。

這種方式提供了人們許多退路。沒有一份你必須吃的食物清單，也沒有你打死不能碰的「邪惡」食物。這背後的概念是，你要以更遠大的目光來看待你的飲食，並盡可能選擇未加工的食品來取代高度加工的食物。你有無數種的飲食組合方式可以達到這個目標，也可以有不同比例的脂肪、碳水和蛋白質攝取。

至於為什麼強調未加工食品會幫助控制體重，這些研究仍然在逐年增加中，但這類食品的能量密度比高度加工的食品低（也就是每一公克所含的熱量較少），通常纖維更多，也更有飽足感，我們通常也會吃得更慢，讓我們的大腦有時間接收到自己已經飽了的訊息。也有可能是因為未加工食品和高加工食品對與胃口相關的身體激素有不同的影響，也對從食物吸收熱量的腸內菌種有影響。（第二章會更深入地討論腸道菌種所扮演的角色。）

專注在你的整體飲食模式也會使你更容易找到進食的方式，而不會使你覺得有剝奪感。這很重要，因為就像前面談過的，那些以樹敵為動機的飲食會禁止你享受一連串食物，長期下來不僅難以維持，也有可能會造成傷害。

雖然自我剝奪和犧牲並不是體重控制的必要元素，但這些原則卻深埋在飲食文化裡——這個事實也解釋了，為什麼這麼多飲食法都喜歡宣稱某些食物該完全禁止。同樣地，由於我們永遠都在追求速成法，這也使我們更願意相信，只要禁止那些壞蛋——不論是脂肪、碳水、肉類、豆類、小麥、糖分或其他東西——就可以解決問題了。

食品工業推出越來越多方便的食品，不含所有可能的邪惡成分，使得這種解決方法看起來更容易了。但我們接受這些表面上看起來有益的食物，很可能會使我們在控制體重時變得更掙扎。因為這些食品大多數都是高度加工過的——如果我們想要長期控制體重，就應該要迴避這些食品，而不是吃得更多。在這種情況下，我們試著殲滅飲食惡魔的努力，在食品工業的推波助瀾之下，就直接原地失敗了。

然後我們才會發現，真正的敵人，是那些誤導我們相信世界上存在著邪惡食品的人——還有我們這些不斷相信虛假承諾的人。

該怎麼做？

・雖然有些飲食法禁止了某些食物之後，會使一些人在開始時很快就收到成效，但請不要相信它們會有長期的功效。你該更專注在整體的飲食習慣上，多攝取蔬菜、水果、豆類、堅果、種子、海鮮、家禽瘦肉以及全穀類食物，像是燕麥和糙米。（要找到真正的全穀類食物，請看營養成分標籤，全穀類食品都會直接寫上全穀產品。）

・盡可能減少高度加工食品，包括精緻澱粉（例如白麵包）、洋芋片、餅乾、熱狗、培根、炸物以及含糖飲料。（線索之一：這些食品的營養成分通常都很大一串。）你不需要把這類食品完全禁止在飲食之外。只要限制分量，並且偶爾攝取，不要固定食用就好了。

・不要試著一口氣改變你所有的飲食習慣。循序漸進地做出小改變，並且保持耐心。將飲食調整得更健康是需要時間的。

第二章

熱量謬論

關於馬克．豪布（Mark Haub）教授這個人，有一件事是可以確定的：他知道要怎麼樣讓別人記住一課。

豪布在堪薩斯州立大學教營養學，有一次，他想要向學生們證明，體重控制只是熱量的問題。所以在十週的時間裡，這位體態豐腴的教授便開始每天攝取一千八百卡，但熱量是來自於每三小時吃一塊奶油海綿蛋糕。他也會吃多力多滋、巧克力花生餅乾條、含糖玉米片，還有其他垃圾食物。

剛開始時，豪布的體重是九十一公斤，以他的身高來說算是過重了。當他結束甜點飲食實驗時，他體重掉了十二公斤，使他變成了苗條的七十九公斤。

這故事爆紅起來，媒體稱豪布的飲食計劃是「海綿蛋糕飲食法」。當然，有些人在聽到這個新聞之後，便立刻開始囤積這種黃色的海綿小甜點。但豪布的用意並不是鼓勵人們吃更多的海綿蛋糕。他說，這一切的重點是，體重控制的關鍵是在計算熱量——如果你吃得比你消耗得少，你就會減重。就是這麼簡單。

豪布想傳達的訊息，已經是過去一世紀的標準建議了。它最具影響力的早期推行者是露露．杭特．彼得斯（Lulu Hunt Peters），她是一位內科醫師，也是報紙旗下的專欄作家，在她一九一八年的暢銷書《飲食與健康（Diet and Health）》中，她大力推廣了熱量的概念。

彼得斯一直都掙扎著想控制自己的體重，她建議讀者計算自己自己應該攝取的熱量，也提出各種食物中含有的熱量——這兩者都是當時有些異想天開的概念。「此後，你吃的就是食物的熱量。」她寫道。「你不會再說你吃了一片麵包，或是一塊派，你會說你吃了一百卡的麵包，還有三百五十卡的派。」

她為「海綿蛋糕飲食法」埋了伏筆，寫道：「你可以吃任何你想吃的東西——糖果、派、蛋糕、肥肉、奶油、鮮奶油——但要記得算熱量！」

現今主要的健康權威，對體重控制的觀點也都是以熱量為中心的相似態度。舉例來說，美國國家衛生研究院（NIH）的網站上就寫著，「當你攝取的熱量超越你所使用的熱量時」，你就會產生額外的體重。世界衛生組織也表示，「導致肥胖與過重的一個基礎原因，就是熱量攝取與熱量消耗之間的能量失衡」。而美國農業部（USDA）的Nutrition.gov網站則表示：「吃入較少的熱量，或是透過肢體活動消耗更多熱量，就能達到減重的效果。」

根據以上這些專家還有其他人的說法，最後的最後，都只是簡單的算數：攝取的熱量減掉消耗的熱量。（下一章，我們會更深入地探討「消耗的熱量」。）數以百萬計的人掙扎著要控制自己的體重，收到這個訊息之後，便開始計算熱量的攝取。但許多人最後發現，他們的計算都是徒勞。因為雖然熱量很重要，卻不是整件事的全部。

說體重控制最後都只需要算熱量，就像是說你得心臟病的風險，到頭來都只和膽固醇指數有關一樣。這實在太過簡單化了。是的，膽固醇與心臟病有關，但其他因素也是，像是年紀、性別、活動量、血壓，還有基因。

這對熱量來說也是一樣。其他因素包含了代謝、消化和基因，你的身體需要多少熱量，它又是如何吸收及消耗你所攝取的熱量，和以上的因素都有關係。

計算熱量是有短期效果的，但長期下來，這通常只會導致挫折和失敗。假設豪布教授的海綿蛋糕特技持續個好幾年，而不是幾個月的話，那麼他的結果還有他教的那堂課，大概會非常不一樣吧。

燃燒吧！火腿

在我開始探討熱量計算的問題之前，我們先簡單地思考一下，熱量（卡路里）究竟是什麼。

化學中，卡路里是熱能的單位。一卡路里，就代表著把一克的水提高攝氏溫度一度時所需要的能量。所以，這和食物有什麼關係？

為了計算食物裡的能量，十九世紀的科學家們利用一種名為「彈卡計」（bomb calorimeter）的裝置，將裝有食物的密閉容器放入水中，並讓食物燃燒、燒成灰燼。燃燒所導致的水溫上升，就是——你猜到了嗎——用卡路里來計算的。（技術上來說，計算的單位其實是大卡，但現今我們都會把食物裡所含的大卡簡稱為「卡」。）

彈卡計的一個缺點是，它無法真正複製人體內所發生的事。我們所吃的食物，有些熱量沒有被吸收，而可能被用來消化食物，或是在糞便與尿液中一起流失了。

為了能更精確地預估攝取與使用的熱量，威爾柏・阿德華特（Wilbur Atwater）——一位被稱為「第一位現代營養科學家」的衛斯理安大學化學家——在一八九〇年代時，打造了一個大得足以容納人類的彈卡計。

這個裝置包含了一個座落在水中的大房間，可以在一連幾天的時間裡，測量受試者進食、睡覺以及進行其他活動時所散發的熱度。除此之外，受試者的排泄物也被收集起來，並在另一個彈卡計中燃燒，好測試排泄物中究竟含有多少能量（這個有點詭異的任務，理論上應該是由阿德華特指派給了某個幸運的研究助理）。

阿德華特的意圖並不是要幫助人們減重。就某方面來說，其實正好完全相反：他是為了要測試美國工人如何能從最少量的食物中攝取最多的熱量，進而為自己、他們的雇主，還有這個社會省錢。為此，阿德華特從自己的研究和其他研究者中做出了結論，計算蛋白質、脂肪和碳水化合物的卡路里值。艾華特的數據——蛋白質每克四卡、脂肪每克九卡，還有碳水化合物每克四卡——則成了「阿德華特因數」，直至今日，都還是計算食物與飲料熱量的基本數值。

熱量誤算

當你看到商店裡的一盒餅乾或是餐廳裡的一顆漢堡時，你基本上可以確定，這間公司沒有燒過任何排泄物，也沒有逼任何人進入彈卡計裡。他們很可能只是使用了營養數據庫來預估這種食品裡不同部分的熱量，然後再把數字相加起來。

但計算並不一定都是準確的。事實上，美國食藥署容許食品包裝上的營養標示可以有多達百分之二十的偏差，而且這些數字通常都少算了。這代表，假設一份冰淇淋宣稱自己每份的熱量是一百八十卡，那麼它很有可能其實是兩百一十五卡。更糟糕的是廣為流傳而且一點都不實際的分量大小。繼續拿冰淇淋來說，如果你吃的是一杯（正常大小）的冰，而不是三分之二杯（標示上的分量），你吃下去的熱量就有可能是三百二十五卡，而不是標示上所寫的一百八十卡。

餐廳的熱量計算可能就更誤導人了。在一份研究中，共超過兩百種速食與內用餐廳的食品，每五種裡面就有一種所含的熱量比標示的還要高出至少一百卡。十三種最糟糕的食品的平均熱量，比廣告公告的高出百分之五十二，也就是超過一千卡的超大驚喜。

就和食品標示一樣，美國食藥署並沒有系統性地檢查菜單上的熱量數值，因此沒有什麼人能阻止商家繼續提供不正確的熱量計算。

公告的熱量也可能因為我們身體消化某些食物的方式不同而產生偏誤。拿杏仁來舉例吧。營養標示上寫著一盎司杏仁可以提供一百七十卡的熱量，但是阿德華特因數中的數字並沒有考慮到，有一部分的杏仁會在未經消化的狀態下經過腸道，因此你的身體並沒有完全吸收那一百七十卡。根據實驗結果，你真正吸收的熱量是一百二十九——這差距也是蠻可觀的。研究結果發現，其他堅果類食品的熱量，例如核桃和腰果，也都被高估了。

食物經過烹煮與否，也會影響我們吸收的熱量。在研究中，老鼠如果吃了煮熟的肉和澱粉食物，牠們減少的體重就會比吃生肉和生的澱粉食物來得少。除了老鼠可能有一套減重養生法之外，這些研究成果顯示，煮熟和加工的過程可以讓食物更容易消化，因此可利用的熱量就會變高。熱量計算通常不會反映出這一現實，所以在某些未烹煮或未加工的食物上，就標示得過高了。

另外，也有非水溶性纖維的問題，也就是粗糧，一般存在於糠、全麥麵包、豆類和蔬菜中。這種纖維不會被消化，而是直接通過人體。我們會不會從其中吸收任何熱量，至今仍沒有定論。在美國，計算一樣食品的總熱量時，廠商可以減去非水溶性纖維的克數，每一克則以四卡來計。不過，在加拿大，非水溶性纖維只能部分捨去，以每克兩卡來計算。這樣一來，在底特律和加拿大購入同樣的食物時，上面的熱量標示就會有誤差。

這一切都在告訴我們，不該把熱量計算奉為聖旨。但通常我們都是這樣看待熱量，因為它是用粗黑的大字體寫在每一種食品營養標示最上方的訊息。這讓這些數值顯得過度崇高，而它甚至不夠精確。

迷思或真相：有些食品含有「負」熱量？

芹菜、小黃瓜和萵苣這類食材逐漸被人認定為減肥聖品，因為它們所提供的熱量，理論上比用來消化它們的熱量還低。是的，身體確實需要能量來消化和代謝食物。但是用來消化代謝的熱量（稱之為食物熱效應）並不會超過食物所提供的熱量，就算是芹菜這麼低卡的食物也一樣。

冰水又是另外一回事了。它沒有熱量，我們又會需要燃燒幾卡的熱量來加熱，讓它上升到我們的體溫。但這樣的數字應該小到不會對我們的體重有任何影響。

不可靠的估計

熱量標示可能正確或有誤，但無論正不正確，我們所吃下的食物不一定每一種都有熱量標示，所以我們得靠自己來估算。而根據研究顯示，這些數字簡直不可靠得令人髮指。舉例來說，一份問卷調查了兩千兩百名成年人，請消費者猜測熱門餐廳食品（諸如鬆餅和洋蔥圈）的熱量，結果發現大家平均都會低估一百六十五卡。有些不只是低估而已，而是相差十萬八千里。例如，消費者認為十二盎司的黛綺莉調酒只有兩百八十四卡，但事實上是六百七十四卡。大家都猜牛肉捲餅沙拉是四百四十六卡，實際上卻是九百零六卡，整整差了超過四百五十卡。

下意識的偏見也可能使我們的估計偏差得更遠，像是「健康光環」的偏見。如果對外宣傳一樣食物是「健康」的食品，我們就更有可能低估它所含的熱量。研究者們要求一百一十五個去百貨公司採購的人試吃一組組餅乾、洋芋片和優格，而參與者都認為標示著「有機」的產品，熱量會比傳統的對照組來得低。但事實上，每一組食物和內含的熱量都一模一樣。

同樣地，在一份主食中加入健康的配菜，也會使消費者低估餐點的熱量。舉例來說，在一場實驗中，受試者會分別觀看一份起司漢堡，或是一份起司漢堡配沙拉，而他們總認為漢堡配沙拉的組合熱量會少於單一份起司漢堡。研究者們稱這種現象為「平均偏誤」，當我們把健康和不健康的產品組合在一起時，就有機會發生。因為這個組合看起來好像比較健康，我們的大腦也許就會騙我們低估熱量。

現在，如果你開始質疑那些犯下這種錯誤的人的智商，你真不該這麼做。無法正確估計熱量並不代表他們（或者你）是笨蛋。事實上，這反而證明了這個任務有多麼艱難。熱量是個抽象的概念——我們看不見、感覺不到，也嚐不出來——所以我們的判斷這麼容易出錯，當然就沒什麼好意外的了。

就算你是屬於少數可以準確判斷自己吃進多少熱量的那一群人，你也只打了半場勝仗而已。另一半場仗，則是要知道你會消耗多少熱量，這樣你才能控制攝取的熱量，好達到負的能量平衡，進而成功減重。不過在這部分，我們的估計也通常錯得離譜。國際食品資訊理事會做過一份訪問一千人的調查，其中約有一半的人表示，他們不知道自己一天消耗多少熱量。而當問起他們覺得自己需要多少熱量時，回答的人之中，有百分之八十五要不是猜錯，要不就是說不知道。

線上計算軟體可以告訴你你一天會消耗多少熱量，但那最多也就只是近似值而已。穿戴裝置也是個選項，但研究顯示，它們的測量結果並不可靠。要算出正確的數字太困難了，因為計算的過程十分複雜，包含我們的基礎運作所需要的能量，像是呼吸以及休息時的循環（這些稱之為基礎代謝率），以及我們每天活動和運動所燃燒的熱量，還有我們消化食物所需要的熱量（食物的熱效應）。還有許多其他因素，包括年齡、性別、體重和體脂肪，也都有所影響。

仔細想想，要正確計算我們所需的熱量與我們攝取的熱量有這麼多困難，如果期待透過計算熱量來有效減肥，就太不合邏輯了。營養專家瑪莉昂・內斯特（Marion Nestle）和馬丹・納許姆（Malden Nesheim）儘管在名為《熱量也算數（Why Calories Count）》一書中提到了熱量的重要性，但連他們也表示不該計算熱量，「因為要正確地計算實在太難了」。

對抗生物學

以上困難就足以讓人迴避計算熱量了。但還有一個更大的問題：計算熱量時，我們會忘記考量其他影響體重的因素。

我們因減少熱量攝取而減重時，生物學上的改變會使身體開始保存體脂肪，以免我們餓肚子。這種適應能力是代謝的一種改變。體重比較輕的人，基礎代謝率也比體重較重的人來得低。我們體重變輕後，消耗的熱量會比本來就是這個體型的人還要更少——科學家將這個現象稱之為代謝適應。簡單來說，我們的身體會更有效率地運用燃料，使繼續減重和用同樣的熱量來維持體重變得越來越困難。不幸的是，這種進化的天賦本來是為了讓我們在匱乏期維繫生命，我們無法在不需要的時候把它關掉或是丟掉。

控制胃口的不同激素同樣也會帶來反抗。其中一種叫做瘦體素（leptin），這個詞是源自於希臘文裡的「瘦」字。這種激素是由身體的脂肪細胞所製造，會告訴大腦中的下丘區域，我們的身體已經囤積了多少脂肪。當我們限制熱量並減重時，瘦體素分泌就會下降，示意大腦我們需要吃更多，於是我們就會一直感到飢餓。

另一個關鍵激素則是飢餓素（ghrelin）。這種激素主要是在我們未進食的狀況下由腸胃分泌，並會作用在下視丘，好促進食慾。我們在減重時，飢餓素的分泌也會上升，而研究顯示，這種激素在減重之後的一年內，都還會持續上升。同樣地，減重後，瘦體素的數值也會保持低迷。

以上提到的以及其他幾種激素都是身體錯綜複雜的回饋機制，用以控制飢餓、飽足感、代謝以及脂肪儲存。儘管科學家還無法完全理解所有的機制，至少可以確定一件事：我們的體重受到高度複雜的生物學過程控制，需要的遠不只是我們有意識地選擇攝取多少熱量而已。

迷思或真相：三千五百卡的熱量赤字等於五百克的脂肪？

你也許常常聽到人們反覆宣稱，要減掉五百克的體重，攝取的熱量就得比消耗的熱量少三千五百卡。但這也是一種誤導。根據一九五〇年代針對過重女子所做的研究，這麼簡單的運算公式無法考量到個體差異，也沒有考慮到身體是如何適應減重過程的。因此，這通常會高估人們能減去的體重。舉例來說，根據這條規則，如果你一天所消耗的熱量比你攝取的熱量多了一百卡，那麼你在五年內就應該要減掉二十五公斤。但由於我們變輕之後基礎代謝率也會降低，因此我們真正減掉的體重只會接近五公斤，而且，這還是在你有辦法抵抗生物本能強烈要求你進食的狀況下。

瘦子基因

我們的基因組成同樣也會影響體重調節。做為證據，你只要看看那些令人抓狂的人類，他們似乎怎麼吃都不會胖一公斤。傳統的說法，會說這些人的「基因很棒」，研究也顯示，基因確實會影響我們的身體對熱量所產生的反應。

在一份研究中，研究者將十二對男性同卵雙胞胎關在一間大學宿舍裡四個月，並監看他們的一舉一動。（沒錯，這些雙胞胎都同意喔！）這些受試者們每天攝取的熱量比平常多出一千卡，而肢體活動也受到限制。你當然猜得到，他們都變重了。但他們增加的數字不太一樣，從五公斤到十五公斤都有。此外，在同一對雙胞胎之間，他們的體重增加差異，比不同對雙胞胎之間的差異小得多。也就是說，同一對雙胞胎會增加相對較相似的數字，表示基因因素確實會影響我們增重的容易程度。

減重也是一樣的道理。一份研究找來十四對肥胖的女性雙胞胎自願者，她們住在一間醫院裡，並在為期一個月的時間中，每天都攝取非常低卡的飲食。就和上面提過的男性雙胞胎實驗一樣，在不同受試者之間，減重的成果差距可觀。驚人的是這些差異的分布：一對雙胞胎中，兩人體重減少程度十分相似，而不同對雙胞胎的差距就明顯得多。

綜觀下來，這兩份研究都告訴我們，當我們減少（或增加）同樣程度的熱量時，體重的改變是會因人而異的，而且這些差異至少和基因有一定程度的關係。

人口調查也提供了更多證據，顯示特定族群的人類比其他人更容易走向肥胖。舉例來說，在美國，非裔美國人、原住民以及太平洋島原住民比高加索人更容易變胖，而亞裔美國人則比較不容易變胖。當然，這其中有許多基因以外的複雜因素，包括飲食習慣、生活模式、社經地位以及歧視，都有可能會造成這些改變，我們也不可能確切指出這些因素的影響比例。但研究混合種族的人類基因圖譜後發現，包括非裔美國人和原住民在內，歐洲血統佔比較高的人，比較不容易過重或肥胖。這代表，基因確實會影響特定族群體重過重的整體傾向。

但是，人類並沒有單一的「肥胖基因」。事實上，我們認為有數百條與體重相關的基因，會影響胃口與對食物的慾望、代謝以及脂肪儲存等等的一切。有一種理論認為，有些人擁有所謂的「節儉基因」，會讓他們的身體更容易儲存脂肪。在以前的世代中，這種基因很有優勢，因為它能讓人們在經常出現的飢荒中生存下來。但現在，食物對大部分的人來說都是唾手可得，這種節儉基因就成了缺陷，因為它會增加過重或肥胖的可能性。

亞利桑那州的皮馬族印地安人時常被引用為這種現象的例子。在現在的生活模式中，有超過三分之二的皮馬族人變得肥胖。相反地，住在墨西哥偏僻地區的皮馬族人仍保有維持生計的傳統生存模式，他們的肥胖率則相對較低。

並不是所有科學家都接受節儉基因的理論，這個理論本身也無法完全解釋現今過重與肥胖的趨勢。但無論如何，它也許都能幫助我們理解，為什麼有些個體和某些族群會比其他人更容易增重，也更難減重。

腸子反應

另一種影響體重的可能原因，則是我們腸子裡的微生物。這是由細菌、病毒以及其他微生物所組成的團體，稱之為「微生物群相」，能幫助我們分解，並從中吸收額外的能量。研究顯示，肥胖人口的微生物群相和纖瘦個體的微生物群相有所不同。肥胖人口擁有的微生物種類比較不多樣，名為厚壁菌（Firmicute）的細菌比例也比較高，這種細菌比其他菌種更容易吸收熱量。

為了研究腸道微生物如何影響體重增加，科學家把胖老鼠和瘦老鼠腸道內的微生物群相移植到腸道內沒有任何菌種的老鼠體內。儘管老鼠都吃一樣分量的食物，那些接受了胖老鼠的微生物群相的老鼠，卻變得比移植了瘦老鼠微生物的老鼠還胖。

另一個實驗中——如果你在吃飯，請跳過下面這段——研究員餵腸道沒有任何細菌的瘦老鼠吃人類雙胞胎的排泄物，每一對雙胞胎中都有一位肥胖、一位苗條。吃了肥胖排泄物的老鼠變胖了，吃了瘦子排泄物的老鼠則繼續保持苗條。胖老鼠和瘦老鼠攝取的熱量是一樣的。

在人類身上，也有類似的軼事證據。將一名過重青少年的腸道菌叢移植到她母親的腸道裡——這是用來治療反覆發生的艱難梭菌感染（clostridium difficile infection）的方式——而這名母親很快就開始增重超過十五公斤，然後變得肥胖。在移植之前，母親的體重都保持接近正常值。

儘管關於微生物群相和體重之間關係的研究還正在萌芽期，不過它仍然顯示，當兩個人吃一樣分量的食物，菌叢的組成卻會對體重產生不同的影響。如果腸道微生物能從食物裡收穫更多能量，就更有可能使人變胖，因為我們所吸收的食物熱量才是影響我們體重的主因，而不是我們所消化的熱量。

迷思或真相：藥物會導致體重增加？

某些特定藥品有個討厭的副作用，就是會使代謝變慢，導致體液滯留、增加脂肪儲存量，或是刺激食慾，這些全都有可能導致體重上升。體重增加的量因人而異。以下是幾種已知會使人增重的常見藥品種類：

- 抗憂鬱藥品，包括選擇性血清素回收抑制劑，以及三環抗憂鬱劑
- 抗組織胺劑
- 名為β受體阻斷劑的血壓藥
- 糖尿病藥品，包括胰島素
- 情緒穩定劑，例如鋰
- 類固醇激素，例如普賴鬆

以上幾種分類中，並不是包含的每一種藥品都會刺激體重增加，也不是每個人都會受到影響。至於其他可能的罪魁禍首，許多女性也表示，生育控制的藥品也會使她們增重，但研究漸漸開始無法證明這一點了。抗生素長久以來都被用於加肥農場的家畜上，

人們也普遍認為這種藥物會對人體產生相似的作用，因為它們會改變人的腸道菌種。研究也找到了兒童體重變重與抗生素之間的關聯，但關於對成人的影響，還沒有太多的證據。

零卡汽水悖論

大概沒有其他食物比零卡汽水更能清楚描繪熱量計算的短處了。表面上，這種飲料背後的邏輯看起來無懈可擊：它們就真的不含熱量，而比較少的熱量就意味著比較少的體重，所以改喝零卡飲料是更有效率的減重方式。

這番言論我們已經聽了好幾年了。遠從一九六〇年代開始，可口可樂推出的 Tab 汽水就打著零卡汽水的廣告，鼓勵女人喝零卡飲料，好在丈夫面前保持苗條性感。「展現讓他無法忘懷的身材。」其中一個電視廣告如此說道，並拍攝一名苗條年輕的女性穿著網球短裙四處奔跑。

這些廣告中明目張膽的性別歧視意涵可不只是唯一的問題。事實是，他們宣稱零卡汽水可以幫助你控制體重，其實根本就沒有證據。而經過了五十年和數百篇的研究文獻後，還是找不到證據。

整體而言，研究並無法證明攝取零卡汽水和添加人工甜味劑的食品可以帶來減重的效果。儘管有些研究（通常都是由人工甜味劑公司所贊助的）找到一些優點，但獨立研究的結果仍廣泛認為零卡汽水對體重並沒有影響。而且在某些研究裡，含有人工甜味劑的飲料和食品反而還和體重增加有關。

至於為什麼零卡汽水沒有達到人們想要的效果，其中一種理論認為這種飲料會使我們的大腦錯亂。當我們喝下這種飲料時，我們的味覺受器傳達了接收糖分的訊號。但由於身體所期望的熱量並沒有真的產生，身體的激素反應就故障了，反而會提升胃口，促使我們吃更多。

另一種可能性是，零卡汽水會影響腸胃道的微生物，導致有害的失衡。但研究顯示，只有一些特定的甜味劑會改變腸道的微生物群相，而且在人類身上的研究也還有限。

不管零卡汽水無法控制體重的原因是什麼，它的弊端還不只這樣。研究也發現它和一系列的健康問題有關，包括糖尿病、失智症、心臟病、中風，還有早逝。雖然這些研究無法證明因果——喝零卡汽水的人也許還有其他未列入考量，但會增加身體風險的行為或是特徵——不過，研究確實發現，用零卡汽水來減少熱量的做法，產生傷害性影響的可能性很高。

菜單上的白紙黑字——無心插柳的後果

要更了解過度著迷於熱量控制的無心後果，可以看看餐廳的菜單。美國法律要求，餐廳如果有超過二十間分店，就必須在所有販賣料理或飲品的通路出示所有食品的熱量。就像前面提過的，人們總是傾向低估食品的熱量。在菜單上列出食品熱量，目的是使消費者擁有公開資訊，並促使他們選擇較低卡的食物。

但事情並沒有這樣發展。雖然有些實驗室環境中的研究確實發現公布熱量資訊會有有益的效果，但大部分現實世界中的研究卻沒有。統整了十四份相較之下較為嚴謹的研究後，研究者們發現，在菜單上標示熱量並沒有減少人們點菜或攝取的數值。其他研究也顯示，肥胖率較高也最有可能受益的族群，包括那些教育水準較低，或是收入較少的人，卻是最不會去注意或使用熱量資訊的人。

甚至有些證據證明，標示熱量反而會使人點熱量更高的餐點。舉例來說，也許是因為有些人看見一大份薯條標示五百卡，並提出每天兩千卡的建議攝取量，人們就會容許自己點這份食品，因為它的熱量遠低於一日的建議量。如果沒有這項資訊，他們也許就會直接跳過著條不點。

另一種可能的影響是，菜單上的熱量計算或許會促使或加劇某些人的飲食失調。一份受試者為一千八百名年輕男女的研究發現，最認真參考菜單熱量的人，也是有不健康飲食習慣的人，像是跳過正餐、斷食、使用瀉藥和減肥藥。

也許最常見的問題是，當人們真的用熱量計算來主導選擇，他們便會吃更多對減重無益或不健康的食物。舉例來說，如果你在星巴克準備外帶早餐，而你拿不定主意要買肉桂葡萄乾貝果還是菠菜捲。貝果的熱量比菠菜捲少了二十卡，所以用這個標準來判斷，貝果會是比較好的選擇，但事實上卻不盡然。貝果的精緻澱粉使它成為高度加工食品——就和我們在第一章討論的一樣，它更有可能讓你吃完之後還覺得餓。菠菜捲中除了菠菜之外，還有番茄、蛋白和菲達起司，更有飽足感，營養也遠比貝果更多。簡單來說，雖然菠菜捲的熱量更高，但當你想要控制體重，又想要維護身體健康時，它卻是更好的選擇。

依賴熱量計算也許會迫使我們選擇其他高度加工食品，像是選擇烘烤的洋芋片而不是堅果，或選擇熱狗而不是沙拉，或是選擇巧克力捲而不是水果。過度專注在熱量測量上，會使人把焦點從食物品質和它們對身體造成的影響上轉移，而就如我所說，這兩者也許才是長期控制體重的關鍵因素。

蕾娜的旅程

蕾娜對熱量的執著從小就開始了。作為一名充滿競爭力的游泳選手，她記得在十一歲時，她在整個游泳隊面前測量體重，好決定浴袍的尺寸。蕾娜當時已經進入青春期，而她雖然沒有過重，卻覺得自己比整隊的每個人都大隻。她在母親的減肥書裡尋找解決辦法，然後就發現了計算熱量的方式。很快地，蕾娜就開始讀起食品的營養標籤，並限制自己每天只能攝取一千兩百卡。

高中時，作為游泳隊隊長，她更是在意自己的外表，所以她瘋狂地計算自己在運動中消耗的熱量以及吃進嘴裡的一切熱量，連口香糖也不放過。

蕾娜在大學時增重了，便再度開始計算熱量。她衍生出一個模式：她會減重、停止計算熱量，再快速復胖——然後外加五公斤。她加入了線上社團，和其他與她一樣執著在熱量計算的人交流。

二十幾歲時，蕾娜開始執行受到監督的低卡奶昔飲食法。她在三個半月內減了三十公斤，卻在開始食用固體食物後，在六個月內又重了四十三公斤。蕾娜怪罪自己，認為她「是一個糟糕的人」，因為她沒辦法控制好自己的體重。

不久後，她又開始計算熱量，但現在她允許自己一天吃到一千五百卡，而不是之前的九百或一千二。但對熱量的執著仍然主導著她的人生。如果有人邀請她參加婚禮或其他社交場合，蕾娜有時候會拒絕。「如果那個場合會有蛋糕，」她說。「我就是會受不了。」如果有人邀請她吃晚餐，她會事先查好菜單，尋找低卡的選項；如果沒有這種選項，她就會找個藉口不出席。

後來，蕾娜為了新工作搬到洛杉磯，她的體重再度上升，就像她每次遇到人生轉折時一樣。眼看她的婚禮日期就要到了，她又開始進行有醫療監督的奶昔飲食，這次每天只攝取七百五十卡。她在大日子前減了二十五公斤，卻在接下來的兩年內重了三十五公斤，達到她這輩子最重的體重。

她發現了這麼多年來的熱量控制和體重循環對她的生理和心理都造成了巨大的損傷，蕾娜決定做一點新嘗試：直覺飲食，傾聽身體的飢餓訊號。

她和一名營養治療師合作，學習用與熱量無關的方式看待食物。現在她做的選擇更健康了。舉例來說，以往她總是因為熱量的關係而迴避酪梨，她說現在她認為它們「富含膳食脂肪，還有其他身體所需的優良營養」。

她的新願景還在建構中。「我現在看見食物的時候，還是會看見有個綠色的小數字在上面跳動，顯示它的熱量。」但蕾娜努力要改變自己的觀點，也開始與食物產生更健康的關係。她的生理與心理也更健康了，現在三十八歲的她，終於開始覺得自己能夠完整地體驗生活。「我願意做以前不肯嘗試的事。」她說。「現在和以前是天差地別。」

過時的標準

懷疑熱量計算的人們通常會表示，過量的熱量也不會造成肥胖，還有碳水、果糖或者其他東西才是真正的主因。我不是這個意思。就像在前面的章節提過，目前還沒有證據可以顯示這些邪惡的東西是造成肥胖的原因。

確實，熱量事關重大，你也不該忽視它的存在。當你要選擇食物時，熱量是要考量的眾多因素之一——還有組成某一食品的養分、它使你產生的感受，與它所帶來的飽足感。但熱量不該是唯一的考量重點，也不該是最重要的那一個。

計算熱量對短期減重是有效的，對某些人來說，長期也行得通，但對大部分的人而言，最終它不只會失敗，還會造成傷害。首先，它會使人失去進食的樂趣，使每一頓飯都變成恐怖的計算題和食物衡量。這種習慣會變得充滿壓力，也許會導致人與食物產生不健康的關係，使人更難達到並維持在健康的體重。

此外，執著於熱量會導致造成健康隱憂的食物選擇和飲食習慣。並不是所有熱量都一樣——五十卡的青花菜並不等於五十卡的雷根糖——低卡飲食也不代表它就健康。只專注在熱量上，會導致你攝取太少身體所需的東西、又攝取太多身體不需要的東西。

如果我說「我們身體的體重控制機制很複雜」，這句話其實完全不夠充分。在經過數十年的研究後，還是有許多科學家無法理解的事物，也還有新事物一直在被發掘。所以，十九世紀產生的簡單食物點數系統是不可能適當捕捉這種複雜度的，但熱量計算和熱量公式一直都還是減重中的主流手段。

我們的社會一直執著於這種不適當又充滿錯誤的標準來控制體重，那麼成效不彰也就沒什麼好意外的了。真正令人意外的是，我們卻還是對其投注如此大量的心力。

該怎麼做？

- 如果對你有效的話，計算熱量是沒關係的。但如果沒有效，你也不用逼自己這麼做。只要大略注意食物的熱量就好。
- 選擇食物時，同時也注意其他數值，例如額外添加的糖分（越少越好）、纖維（越多越好）以及蛋白質（多一點可以讓你更有飽足感）。考慮食物的健康度和飽足度，還有你吃完後的感覺。

・把目標放在給予你的身體健康的食物，並滿足你的飢餓感，而不是把自己餓死。

第三章

運動幻覺

「我需要氧氣。」多姆喘著氣說。

「我十五個月之前才生過小孩，但我現在覺得比那時候還痛苦。」克莉絲蒂說。

狄洛斯覺得頭暈。

菲兒開始哭泣。

凱爾吐了。卡塔莉娜也是。

是什麼東西造成這麼大的痛苦？戰爭？可怕的疾病？還是危險的毒品？

不，以上皆非。是電視節目《超級減重王（The Biggest Loser）》中的減肥養生法——特別是參與者在競賽開始的第一天必須參與的運動時間。

就和不討喜的體重一樣，這個熱門的節目消失了一段時間，但很快又聲勢浩大地回歸了。上述的場景是從理應調整過的新版本中釋出的，這個版本宣稱更注重參與者的福祉。但沒有改變的是，這個節目依然在傳達：運動和飲食在減重時都是必要的。

而且運動也許比飲食還重要。一個分析顯示，原始的版本六十六集中，投注於體重控制的時間裡，有百分之八十五都放在運動上——是關注飲食的時間的五倍。分析的作者寫道，這對觀眾們所傳遞的訊息是「減重主要是透過肢體活動來達成的」。

並不只有《超級減重王》強調運動對減肥的重要性。許多根據熱量攝取／消耗的公式而產生的減重建議也是如此，這種觀念有時候會被稱之為 ELMM——少吃多動（eat less, move more）。ELMM 暗示著吃和運動對減重來說一樣重要，而如果你在「少吃」這部分失敗了，你可以透過「多動」來彌補。

事實上，ELMM 這條路，是一條死路。

不幸的真相是，運動對減重的影響，通常微乎其微。因為減肥所需的活動量遠比我們大部分人願意或能力所及的範圍要更劇烈，也必須更持久。此外，就像前面在討論飲食習慣時提過的，我們的身體有許多方式，用來抵抗或是應對任何運動可能會對體重所帶來的影響。

不管如何，許多人還是堅持相信在街上走走或是上皮拉提斯課，就能幫助我們抵銷掉昨晚吃的臘腸披薩，並且消去多餘的體重。美國政府的一份調查便展現出這個觀點廣泛流傳的程度。當詢問受訪者他們嘗試過什麼減重方法，最常出現的回答就是運動與少吃。「改變飲食習慣」則遠遠落在後方，儘管那是比運動還有效率的策略。

認識我的人或許會很意外我這麼說，因為我百分之百支持肢體活動，自己也熱衷於運動。我甚至寫過一本運動相關的書。運動有益於身體健康，這點是無庸置疑的，因為它會為身體帶來許多潛在的好處，包括改善心情，還有遠離癌症。它甚至也會幫助我們避免增重，並減少許多與過重相關的健康風險。所以，對，我大力推薦各種身材的人都去運動！

但是，依賴運動來減重是不切實際的盼望，這麼做也會使人無法享受到運動所帶來的許多好處，因為當運動並沒有帶來預期的效果時，人們就會感到沮喪，最終放棄。此外，《超級減重王》帶給人們的印象，是你非得做這些慘無人道、把人逼到嘔吐的運動，才有可能減重。這也許會使人嚇得連減重都不想嘗試了——或者連運動都不想了。就我個人而言，如果減重和運動代表我得忍受這些參賽者所經歷的地獄體驗，那我一定會說「不了，謝謝」。

當然，強調運動的分量作為電視節目是真的很精彩。但在現實中，這是個減重的爛方法。

溜溜球論證

運動可以減重的觀念似乎已經是自古流傳的智慧，但一直到五十年前左右，才開始被人廣泛接受。不過在那之前，就有一點跡象了。

早在一九二〇年代，熱門的女性雜誌就開始將某些運動刻畫成為讀者雕塑身材的方法。它們雖然沒有提到燃脂或是減重，但文章標題會寫著「多做伸展，保持苗條」、「一天運動十分鐘，就能和贅肉說掰掰」，以及「瘦小腹的六種簡易運動」，建議女人做伸展，或是活動某些特定部位，好改善她們的身材、保持年輕的外表。這些運動通常都十分溫和，因為人們認為太劇烈的運動會傷害女人的身體。而且，看在上帝的份上，女人不能流汗。那樣就太不像淑女了。

一九五〇年代崛起一間連鎖女性沙龍，背後就夾帶著這些觀念。這間沙龍名叫「纖度瑞拉」（Slenderella），他們會讓客戶躺在震動桌上，接受被動運動，號稱能讓她們變得「結實而精緻」，讓女人「達到適當的體型」。類似的概念還有震動腰帶，也成為了一九五〇年代經典的「運動」器材，這種熱門的道具理論上是要幫助女人抖掉不想要的脂肪。

許多醫生都提出警告，運動對中年與老年男女來說，都是沒有必要、有時甚至會帶來危險的活動。懷疑運動重要性的人中，聲量最大的其中一人是彼得・史丹克朗醫生（Peter Steincrohn），他在一九四〇年代出了一本書，名叫《你不需要運動！（You Don't Have to Exercise!）》。

史丹克朗和其他醫師表示，運動不只會浪費精力，燃燒的脂肪也少得無法有效減重。

接著，吉恩・梅爾（Jean Mayer）就出現了。他是哈佛的一名營養學家，之後則成為了塔夫茨大學的校長。從一九五〇年代開始，梅爾就大力擁護運動，和其他早期的瘦身推廣人士（如傑克・拉蘭（Jack LaLanne））不同，他擁有強大的科學背景。他引用了自己以老鼠和人類所進行研究，大力宣傳：懶散的生活習慣是肥胖的主因，肢體活動也能幫助人們減掉多餘的體重。他經常使用主流媒體來宣傳這些觀念。舉例來說，一九六五年時，他寫了一篇名為〈最好的飲食習慣就是運動〉的文章，刊登在紐約時報上，並告訴讀者，如果每天打一場壁球，一年就能減去八公斤。

一九六〇年代末，梅爾的訊息已經廣為大眾所接受，大家都認為運動是有效減重的方法。在接下來的幾十年中，多虧了健身狂熱者的大力推崇，如珍．芳達（Jane Fonda）、理查．西蒙斯（Richard Simmons）和吉莉安．麥可斯（Jillian Michaels），這個觀念又變得更根深蒂固了。健身房和私人教練祭出瘦身的保證，好吸引客戶。蜜雪兒．歐巴馬所領導的「動起來」運動，將肢體活動推崇為終結兒童肥胖的關鍵作為。就連可口可樂也搭上了順風車，出資贊助研究與名為「全球能量平衡網」的組織，推廣「保持活躍生活習慣」的重要性（而不是放棄含糖飲料），以戰勝肥胖。

最後，負面的公關形象摧毀了可口可樂的努力，但這間公司和其他人所擁護的觀點——「運動是過量飲食的解藥」仍堅持存活了下來。

低投資報酬率

事實上，就算運動夠激烈，它也只是我們一天當中消耗熱量的一小部分。我們主要消耗的熱量（三分之二，甚至以上）都是為了維持身體運作用。就像前面的章節所提到的，這叫做「基礎代謝率」，包括呼吸、血液循環以及大腦活動。另外，還有百分之十的熱量是用來消化食物的。

剩下大約百分之二十五的熱量可以留給肢體活動，這其中又可區分為兩種。第一種是例行的活動——從刷牙、用筆電打字，到站立、行走、甚至坐立不安，以上皆是。運用在這些活動上的能量，被稱之為非運動性活動產熱（non exercise activity thermogenesis），簡稱為NEAT。而每個人消耗的熱量會根據不同因素而有所差異，例如職業（建築工人消耗的熱量會比辦公室職員來得多）、年齡（年輕人通常會移動得比老人多）、還有季節（人們在比較溫暖的季節裡通常會動得比較多）。

這就帶領我們來到第二種活動，也就是運動。你在進行某一項運動時所消耗的熱量，會因為你的年齡、體重、性別、健身等級等等因素而有所不同，也和此活動的劇烈程度與持續時間有關。

拿走路來舉例好了。一個七十五公斤的人快走三十分鐘，會消耗一百四十卡。（再說一次，這其中有許多不同的變因，所以這只是一個簡單的預測。）如果你一天吃了兩千卡，那這段走路的時間就只會消耗百分之七的熱量。換句話說，這樣基本上等於一罐可樂的熱量——根據你所投資的時間與力氣來判斷，這實在不是個很好的投資。

如果這個人用中等的速率踩固定式腳踏車，他會消耗更多熱量——兩百五十卡，差不多是一條標準尺寸士力架巧克力棒的熱量。如果換成在十分鐘內慢跑一點六公里，那麼就會消耗三百五十卡——差不多是一片星巴克巧克力脆片餅乾的熱量。

你懂我想說的吧——要花很多力氣，才能消耗相對小量食物所帶來的熱量。跳過可樂、巧克力棒或餅乾不吃就簡單得多了。

這也進一步解釋了，為什麼整體研究都顯示，一個星期中有五天都固定做中強度的有氧運動，例如每天走三十分鐘（這是推薦有益身體健康的運動量）通常對體重只有一點點影響，甚至完全沒有。

把中量的運動加入減肥計畫裡，結果也同樣毫無起色。從六個測試中匯整了結果後，研究者發現，執行飲食計畫加上運動的組合六個月後，減重量並沒有比單獨執行飲食計畫更多。來到十二個月時，飲食加上運動的組合表現出優勢，但也只有一點點——平均只有兩公斤左右。在另一份研究審查中，這兩者之間的差異只有不到一點五公斤。

在運動確實有意義地減少體重的研究中，參與者一週至少有五天都會在運動時間裡消耗四百到五百大卡的熱量。要達到這個效果，一個七十五公斤的人每天都需要長達九十分鐘的快走，或是用時速十二公里的速度跑半個小時。換句話說，你的運動時間必須很長，或運動程度要很劇烈，或者兩者兼顧。

高強度的運動也許可以導致體重減輕，因為在運動結束後，熱量消耗的數字會變大。在激烈運動過後，在接下來最長二十四小時的時間中，你的代謝速度會保持在高速的狀態，這種狀態稱為運動後過量氧耗（excess post-exercise oxygen consumption），簡稱EPOC。這也叫做後燃（afterburn）。基本上，它就是身體在恢復的過程中額外的熱量消耗。

雖然EPOC通常都很微量，但在某些狀況下，這種增加量還是有意義的。在一個小實驗中，年輕男子們進行四十五分鐘的吃力腳踏車運動，消耗平均大約五百卡的熱量。運動過後的十四小時中，他們的身體比沒有運動的日子額外消耗了一百九十卡的熱量——這是百分之三十七的額外獎勵。有些額外消耗的熱量甚至出現在個案睡覺的過程中。

根據某些研究，高強度間歇運動（又稱HIIT）在強烈的運動之間交替穿插輕量運動，對於提升 EPOC 或許特別有用。但如果你的養生習慣是比較沒那麼劇烈的活動，例如每天走路半小時，那你應該就不會產生這麼多後燃的熱量，甚至不會產生。

就某方面來說，這也算是富者恆富的一種。那些本來就可以跑馬拉松的人，或者可以進行高強度飛輪課程的人，在運動時就能有效消耗許多熱量，達到減重的效果——休息時還可以消耗掉更多。那些做不到或是不願這麼激烈運動的人——也就是大部分的我們這些人——通常享受不到這兩者的好處。

迷思或真相：高排汗的運動會消耗更多熱量？

當我們的體溫上升時，皮膚內的汗腺便會製造汗液，而蒸散這股濕氣會讓我們的體溫下降。但我們流多少汗和運動的強度有多高並沒有絕對相關性，當然也和我們消耗多少熱量無關。排汗的因素包括性別（男性通常比女性排更多汗）、年齡（年輕人通常比老人排更多汗），還有基因，此外還包括了環境溫度與濕度，體重也佔有一席之地。體型越大的人排汗量通常也越多，因為他們的身體會產生更多熱。身體結實程度也有差異。意外的是，體態越好的人，在運動時排汗的速度會越快，也越大量，因為他們的身體冷卻系統更有效率，能使他們做更多運動。

大量流汗可以讓你減少幾公斤，但這是水的重量，等你補水之後就會再增加回來，而且也不代表你消耗了非常大量的熱量。另一方面，低排汗的運動也不代表你燃燒的熱量就比較少。比較好的判斷標準是所謂的說話測試。如果你在運動過程中還可以說話和唱歌，不會喘不過氣，那運動的強度就偏低。如果你可以講話，但無法唱歌，那這就是中強度。如果你連一個字都說不出來，你就是在劇烈運動，也會消耗更多熱量。

運動者補償

就算你是會在健身房把自己累死的那種人，這也不代表你會減掉很多體重，甚至不一定會減重。運動的效果就和飲食一樣，因人而異。有一個實驗讓過重的受試者在受監控的狀態下，一週進行五天的高強度運動（每次運動都消耗五百卡熱量）。十二週之後，他們平均減了四公斤。但每個人的結果相差甚大。有些參與者瘦了十到十五公斤，但有些人反而增重了。

所以，要怎麼解釋這樣的差異呢？其中一種可能性是激烈運動會刺激食慾，使某些人吃得更多。在那份結果差異甚大的研究中，研究者在實驗開始前後都有提供餐點給受試者，並記錄他們進食的狀態。減重較少（或增重）的人熱量攝取都增加了，而「更強的減重者們」，也就那些減重效果達到預期甚至更多的人，熱量攝取則則沒有增加。

運動後食慾增加，正是科學家所謂的補償反應。也就是說，我們會吃更多食物來補償額外消耗的熱量，好保持能量平衡與維持體重。這樣的反應使我們需要追捕獵物的史前祖先得以存活，但在我們試著瘦下來的過程中，卻會是個問題。

運動後產生吃的衝動，這有可能是生物學上的反應，也有可能是心理上的。在一份研究中，減重量比預期少的運動者，據報都比更成功的減重者們更容易餓，也更喜歡吃甜食。沒那麼成功的減重者似乎也比較相信「好的」健康習慣可以抵銷「壞的」習慣。舉例來說，他們認為運動給了他們多吃一球冰淇淋的權利。

如果人們沒有非常準確地掌握自己消耗或攝取多少熱量，那麼這種觀念就會帶來更多麻煩。而我這在前面的章節提過，人們大多都是如此。在一場實驗中，參與者先在慢跑機上運動，然後請他們預估自己消耗了多少熱量，他們的預估平均都是實際情況的四倍。稍後，他們又被帶去一間吃到飽餐廳，要他們吃到自己在那場運動中消耗掉的熱量，而參與者再度高估了，吃下去的熱量是他們在運動中消耗的兩倍。這份研究清楚顯示「我有運動，所以我可以吃」的態度（我真的常常聽到這句話）為什麼會適得其反，還反而導致體重增加。

一份研究中，過重與肥胖的女性一週進行五天劇烈運動，持續三個月，幾乎有一半的人基礎代謝率都下降得比預期還多。這些個案平均減少的體重也比其他參與者少了一些，這樣的結果也許意味著，基礎代謝率的改變也是另一項變因，解釋了為什麼有些人在健身房努力了那麼久之後，效果卻不如其他人來得好。

因為有了這些補償反應，我們通常得提升運動量，來消耗足以持續減重的熱量。但最後我們的身體就會拒絕合作了。一但我們達到某個運動門檻，研究顯示，我們的總能量支出會達到平台期，所以跑更多步或踩飛輪踩得更用力，都不會再消耗更多額外的熱量。換句話說，額外的努力並不會減去更多體重。

目前的科學研究還不足以證明基因是否會對補償反應產生影響，而如果真的有，又是哪些基因在影響。但基因差異確實可以解釋，為什麼劇烈運動可以讓某些人減重的效果優於其他人。畢竟，我們都知道，心血管的適應能力在面對有氧運動的時候，反應就因人而異。有些人的心肺功能會有大幅進步，有些人則只有一點點，或甚至毫無改變。在一份預測中，這項變因中有一半的影響是來自於遺傳。所以我們的體重對運動所產生的相關反應，應該也有一部分是受到基因組成的影響，這個推論依然是站得住腳的。

不論如何，至少有一點是可以確定的：要大家「多運動」來減重，這個建議並沒有把身體真正運作的複雜方式列入考量。就像對待其他陳腔濫調一樣，我們消化這句話時，也應該要格外小心。

迷思或真相：心肺運動器材和健身紀錄器上的熱量計算都是正確的？

有些有氧運動器材會讓使用者輸入體重和年齡，以此增加正確性。（進行同一種運動時，越重的人消耗的熱量越多，越年輕的人也是。）但器材不會考量其他可以影響能量支出的因素，包括：

- 體脂肪：體脂比較少、肌肉比較多的人，消耗的熱量也比較多。
- 運動等級：初學者消耗的熱量較多，因為他們做這項運動的效率沒那麼好。
- 運動形式：舉例來說，抓著把手跑跑步機的人，消耗的熱量就會比較少。

因此，熱量計算有可能會有百分之二十、甚至更高的偏誤。橢圓運動的器材最有可能高估熱量消耗，而固定式腳踏車則通常最準確。

穿戴型的健身紀錄器通常也不太可靠。一份研究記錄了七種器材，最準確的一種也有百分之二十七的偏差；最不準確的那一種，則與現實偏差了高達百分之九十。不過器材和裝置的熱量計算也不是完全沒有用處。它們可以幫助你檢視運動的強度，並記錄你在不同日子的某一種運動量是否增加。

阻止體重上升

雖然運動並不是有效率的減重方法，但它卻可能幫助你面對一個更大的挑戰：阻止你減掉的體重再度增回。

美國國家體重控制登記處（National Weight Control Registry）做過一個實驗，研究那些瘦了至少十五公斤，而且長期都沒有復胖的個案。有超過百分之八十五的參與者都表示，他們都有固定在進行肢體活動，而有一半的人一天會進行一小時以上的運動。

同樣地，另一份關於過重女性的研究也發現，在減掉至少原先體重百分之十的女性中，能維持兩年不復胖的人，都有平均一天運動一小時的習慣，並且一週會運動五天。運動量比較少的參與者增回的體重也更多。

針對《超級減重王》的十四名參賽者所做的研究也提供了更多證據。起初他們平均減了六十五公斤，而大部分的參與者都在接下來的六年內增回了驚人的體重，復胖的數字與運動量有關。那些更成功保持瘦身成果的人，通常也是活動更旺盛的人，不過他們做的運動不是競賽時那種會讓人嘔吐的強度。

運動首先可以幫助人們不那麼容易變胖。一份研究追蹤了參與者二十年，發現在青年時期來到中年的這段時間中，活動量最大的男性增加的體重比沙發馬鈴薯少了三公斤左右。而活動量大的女性獲得的優勢就更大了，她們增加的體重比不運動的女性少了六點五公斤。研究者控制了其他變因，例如熱量攝取，也許就能解釋這個結果。另一個研究也有相似的結果。這份研究統計了一萬九千名挪威人在二十年間的數據，發現不論年紀（包括六十歲以上），所有活動量大的成年人增加的體重都少於不運動的人。

不過運動並不會完全阻止體重上升。在挪威的那份研究裡，有運動的參與者仍會隨著時間增加一些重量。值得一提的是，這份研究也和大多針對運動和阻止體重上升的研究一樣，是屬於觀察性研究，所以並無法證明因果。但綜觀下來，這些研究都提供了強大的情境證據，運動真的可以限制體重上升的趨勢，不論是在減重前或減重後。

至於運動量要多大才有正面效果，研究結果仍有些衝突，而個體的結果也通常有很大的落差。有些人得做大量運動才能阻止體重上升，但有些人只需要中等的運動量或輕量運動。然而整體而言，研究確實顯示，一週至少做一百五十分鐘的運動（使身體健康的建議運動量）就有效果，而且越多越好。

迷思或真相：有氧運動是控制體重最有效率的方法？

有氧（或心肺）運動，例如快走、跑步和踩腳踏車，不管是持續進行或是作為HIIT間歇運動的一部分，通常都能比如重量訓練的阻抗運動燃燒更多脂肪，因此有氧運動通常對體重控制有比較好的效果。然而，阻抗運動也和心肺運動一樣能減少體脂，就算沒有減重也是。此外，阻抗運動也能幫助你維持或增加肌肉量，如果你是走低卡飲食路線，那肌肉量就顯得更重要，因為低卡飲食會使你流失肌肉。擁有更多肌肉，也代表你的熱量支出可能會更多，因為一公斤的肌肉所消耗的熱量會比一公斤的脂肪來得多。但兩者的差異相對較小，而且我們大部分的人也無法透過阻抗訓練增加足夠的肌肉，來達到有效燃燒脂肪的目的。但是為了體重控制與身體健康，最好的方式還是結合有氧與阻抗運動。

結實與肥胖

如果你規律運動，你也許會發現你的衣服腰線變鬆了，但是站上體重計時，卻發現體重沒有減少。這是怎麼回事呢？運動可以減少內臟脂肪，也就是深埋在肚子裡，包裹著肝臟和其他內臟的脂肪。雖然我們看不見內臟脂肪（它和我們平常可以捏起來的皮下脂肪不同）但腰粗通常都是內臟脂肪較多的跡象。（在第七章，我們會更深入地談到腰圍和內臟脂肪。）

綜合了超過一百份研究的數據，研究者發現，限制熱量的飲食比運動減重來得有效率。這沒什麼好意外的。但有趣的是：要減少內臟脂肪，運動則比較有效。雖然沒有減少任何體重，但運動會使內臟脂肪減少百分之六，飲食控制則不會改變內臟脂肪。

從這個結果可以得知，運動能使腰圍縮小，讓你看起來更苗條，雖然體重沒有減少。（我必須要這裡註明，所謂的「運動」是指有氧運動、阻抗訓練，或是兩者的結合，而不是幾百下的卷腹。與大多數人的認知相反，核心運動並不會消除腹部脂肪。）

這不只是為了外表而已。內臟脂肪會製造使人發炎的化合物，並釋放脂肪酸到肝臟裡，對身體造成極大危害——這也許就能解釋，為什麼較高的內臟脂肪總是與提升心臟病、糖尿病與早逝有直接關係。不論你的體重多少，運動都能減少這類脂肪，進而促進身體健康。

運動也會對身體帶來其他影響，像是促進循環到控制血糖，這對那些過重、通常也比較有健康風險的人來說，更是有益。

關於運動能產生的改變有多大，人們已經辯論了數十年了。有些研究顯示運動可以完全消除特定與肥胖有關的健康危害。舉例來說，統整了十份研究的結果後，研究者發現，體重比較重但是身體結實的人，早逝的風險並沒有比纖瘦而結實的人高。也有證據顯示，那些胖而結實的人，其實會比瘦卻不運動的人活得更久。

然而，其他研究並沒有顯示結實與否比肥胖與否更重要。舉例來說，一份研究中，會導致心臟病的因素，如高血壓和不正常的膽固醇含量，會隨著體重上升而增加。如果隨著時間變得更結實（由跑步機測試來測量），得心臟病的風險仍然會上升，只是上升得沒那麼快。

不管你選擇相信哪一份研究，它們都有一個共識：運動可以減少（也許還是大量減少）許多與體重過重相關的健康風險。而且你不用做非常大量的運動。每天至少運動三十分鐘（你可以透過短時間來累積），一週至少五天，這樣就夠了。你也許不會減重，但你會獲得更有價值的東西：更健康的身體。

柯斯蒂的旅程

高中時，柯斯蒂是一名充滿競爭力的舞者，她總是十分注意自己的身材，並專注地控制熱量消耗，好讓自己能有「正確」的「外表」，還有能穿上她的舞蹈服。上了大學後，她就不比賽也不運動了。「我已經受夠了。」在練舞室裡花了那麼多時間後，她表示。

大學時期以及畢業之後，她的體重上升了不少。但是只要有婚禮或其他特別的活動，柯斯蒂就會節食和運動，好讓自己能順利穿上她想要的衣服。她不喜歡那些運動，不過還是把它視為達到目標的必要之惡。只要特別的活動結束，她就會回到原本的生活模式。在幾個月內，她就會增回減掉的體重，有時候甚至多達十五公斤，還會外加一些。

在二十歲到三十幾歲期間，這種溜溜球節食的狀態不斷持續著，每一次循環都使她達到人生體重新高。接近四十歲生日時，柯蒂斯連拿著要洗的衣服爬樓梯都有些掙扎，也開始吃高血壓的藥。她的身體與情緒都感到疲憊不堪。「我已經厭倦了一直都覺得這麼累。」她說。「我知道我的身體明明就能做得到更多事。」

所以她決定做一個星期的運動，看看這樣會不會有些幫助。她翻出一系列的運動影片，不過，開始運動的第一天，她卻發現自己跟不上影片裡的動作。她隔天又試了一次。然後又試了一次。等到第一週過完時，柯斯蒂已經可以不停頓地做完二十分鐘的運動。她沒有站上體重機，而是專注在自己的感受上，也發現她的呼吸、睡眠品質和情緒狀態都進步了。

這使她更有動力繼續下去。自此之後，她又透過片段的時間增加了每天的運動量，將目標都保持在可達到的範圍。她不喜歡健身房或團體課程，她找了其他 DVD 和 YouTube 上的影片，結合心肺、重量訓練和皮拉提斯運動，增加身體的靈活度。她把這些運動視為不可取消的重要行程。

柯斯蒂把同樣地健康生活模式延伸到飲食上，設定可以測量的小目標，也不會在失敗時責怪自己。她堅持不再和過去一樣，把運動當成可以吃更多或是更放縱的藉口。「我運動並不是為了吃。」她說。「我是為了身體健康才運動。」

現在，她每天都運動，就連旅行時也是，而且充滿了期待。「運動已經不再是我的敵人。」她說。「它不是個懲罰。」

多虧了更健康的生活型態，柯斯蒂再也不需要吃血壓藥了。她減少了超過五十公斤，儘管她的主要目標已經不是體重的數字了。她說，最重要的是，她現在生理上和心理上都覺得好得多了。

不合理的要求

想像有一顆藥能夠降低心血管疾病、中風、癌症、糖尿病、失智症、憂鬱症、感冒、背痛、骨質疏鬆，還有早逝的風險。它還可以提升睡眠品質、增加活力、減少焦慮、避免上了年紀後變虛弱，甚至還可以促進我們的性生活。我們都會搶著要吧！

運動就可以做到以上這些，還有更多。但我們對運動的主要期待，卻偏偏是它通常很難辦到的少數事項之一：減重。這要求也未免太多了。

減重產業把一樣可以促進生活品質的東西，變成了要減肥就一定得做的事。在這樣的過程中，運動就已經註定會失敗了。我們也因此把運動視為想擁有苗條身材就必須付出的代價。

有時候，我們會把這個代價視為放縱自己的彌補。你有多少次聽到別人（或自己）說「我得多運動一點了」，因為他們在假日或是慶祝場合的晚餐吃得太多了？我們把運動視為做「壞事」後的一種自我懲罰。

而當運動無法滿足我們不切實際的期待時，我們通常就會很沒風度地停止運動。一份研究找了三十個過重的人，進行為期十二週的運動專案，然後事後再訪問他們。以下是他們的典型回應：「我沒有減掉一公斤，實在讓人蠻失望的……我也因此有點放棄了，又恢復了原本的生活模式。」另一位沒有減重的參與者描述自己的經驗是「像用頭去撞磚牆」。我們應該可以合理推測，她之後沒有再繼續撞牆了。

在另一份研究中，研究員要求一群中年婦女寫下自己對於肢體活動的看法。那些有用到「熱量」或「體重」的人，被歸類在「身體雕塑組」，沒有提到的人則被歸類在「非身體雕塑組」。兩組人的體重平均值都差不多。身體雕塑處的人比較傾向把運動視為一種掙扎，而非身體雕塑組的人則傾向說運動使她們身心舒暢。根據這樣的態度，身體雕塑組的人運動量會比另一組的人少得多，也就沒有什麼好意外的了。

這份研究的寓意是，如果我們關注的焦點是自己的身體福祉，而不是體重，我們就更有可能對運動產生正面的看法，也比較願意去做。對某些人來說，也許是為了改善情緒、減少焦慮；有些人也許會覺得運動讓他們的身心靈都變得更強壯，或者對人生有更多的掌控；還有些人會為了心臟的健康而運動。

強調這些好處其實還能幫助我們對體重控制的努力。當我們把運動視為我們想為自己而做的一件事，而不是必須做的減重功課，也許就比較不會用食物來獎勵自己的努力了。我們得到的回饋會是運動帶給我們的感受——心理學家將其稱之為「內在動機」（intrinsic motivation），所以我們就比較不會用星冰樂或冷凍優格來獎勵運動過後的自己。

我們與食物的關係也許也會因此有進步。如果我們利用運動來讓自己身心舒暢，也許就會更願意選擇健康、對體重友善的食物。而且因為我們覺得自己擁有更多自主權，也比較沒有壓力，我們也許就會對情緒性的飲食更有抵抗力。

此外，把運動和體重控制分開，我們或許就更有可能避免體重增加。我知道這聽起來有點衝突，但是我有充分的理由：就像前面所討論的，運動可以幫助我們避免增加額外的體重，但要達到這個目的，就必須長期執行。受到體重驅使的運動通常都是短期的行為，我們一旦達到目標體重就會停止，或是在達不到的時候因為挫折而放棄。或者，我們會把自己逼到極限，好讓自己消耗更多熱量，而就和許多極端飲食一樣，我們最後都會直接放棄這個行為。如果是為了體重管理以外的原因而運動，我們就比較有可能長期持續下去。

根據以上提到的種種，把運動視為減重的工具，反而會諷刺地毀滅它幫助我們控制體重的可能性。而且更糟的是，這樣錯置的努力，也會使我們無法完整享受這種對健康和人生都有好處的身體活動。減重大師、體態追求者、醫生、衛生機關、健康俱樂部，還有其他鼓勵我們運動減重的人，也許都是出自於最好的心意。但他們的建議卻把我們的努力從對減重更有效率的方式轉移，並無意間使我們更不願意去運動，進而帶來了傷害。如果他們願意告訴我們真相，也許會比較好——我們應該專注在運動以及它所帶來的好處上，並且遺忘它會如何影響我們體重機上的指針。

該怎麼做？

- 試著每天至少運動三十分鐘，一星期五天，選擇你喜歡的有氧運動就好。把運動時間切割成幾個小片段也可以。此外，一週至少進行兩次阻抗訓練。
- 不要期待運動會讓你減重，也不要用它來彌補你的暴飲暴食。請把運動視為增進身體福祉的方式。專注在它所帶來的短期好處，像是促進睡眠、減少壓力，或是產生自主權的感受。

・要保持動力，最好找一個朋友一起，或是去上課。把運動安排在你最有可能去做運動的時間，並且排在優先順序的第一位。選擇一個方便又讓你覺得舒服的地點，不一定要去健身房。

第四章

超級食物偏執

如果我得點名幾種少了就活不下去的東西，巧克力一定是前幾名。不管是糖果、冰淇淋、餅乾或是布朗尼，只要任何東西有添加巧克力，我就很難拒絕。為了滿足自己的口腹之慾，我每天都會吃一點點巧克力（好吧，有時候不只一點點）。

也許我的前世是阿茲特克人。和我一樣，阿茲特克人也愛巧克力。事實上，他們把巧克力視為上帝給的禮物，相信它能傳遞智慧、刺激性衝動，並且增加戰士們的實力。他們甚至把做巧克力的可可豆當作錢，並把它們視為比金子還珍貴的產物。

歷史上，許多文化也在特定的食物上賦予了魔法。舉例來說，古羅馬的婦女會在把小黃瓜穿戴在腰際，好促進生育能力。古埃及人則相信走向來生時，洋蔥可以幫助他們復活。古希臘的奧林匹克選手則會吞大蒜，好讓他們在比賽時更有競爭力。而古中國的皇帝們則會吃黑米（平民是不被允許擁有黑米的），好確保他們活得又久又健康。

現今，我們則有屬於自己的魔法食物。我們稱其為超級食物——含有某種特定物質的食物，從α－亞麻酸到玉米黃素，據傳它們都擁有神奇的能力，能幫助我們驅逐病痛、保持健康。

以下就列出了在網路上搜尋「超級食物」時，你會看見的一小部分清單：李子可以促進骨質。藍莓會加強記憶。白花椰菜可以避免癌症。奇異果能抵抗哮喘。番薯能強化視力。白菜則能使你的皮膚閃閃發光。石榴可以提升睪固酮。奇亞籽可以增強免疫系統。

當然，我也不忘了巧克力——黑巧克力理論上對你的心臟和大腦都有好處。（阿茲特克人無疑會大力讚揚。）

至於減重的超級食物，最具標誌性的大概就是葡萄柚了。有好幾十年的時間，這種食物都被人推崇為擁有纖細身體的門票。一九三〇年代，它是好萊塢飲食（也被稱為十八天飲食）的大明星，這是非常低卡的飲食法，而且每餐都要吃一顆葡萄柚。

在那之後，葡萄柚飲食就一直不停以不同形式重複出現。現在，葡萄柚汁、甚至是葡萄柚膠囊，都已經被融入飲食法之中，而且還出現了新的理由：葡萄柚含有特別的燃脂酵素。事實上，這個說法沒有任何證據。雖然葡萄柚和其他水果一樣，可以讓你產生飽足感，進而控制體重，但它沒有任何獨特的優點。

其他的超級食物也是一樣。它們通常都屬於某種大分類之下，例如蔬菜、水果、豆類、堅果，或是魚類，研究也顯示它們都屬於健康且體重友善的飲食。但認為單一特定食物有減去體重的效果，這是毫無科學根據的說法。

但這卻無法阻止新聞媒體、食品製造商、網紅、甚至醫生大力推廣某些食物有減肥功效。他們通常都會誇大初步的研究結果（而且研究常都是由既得利益者出資），並說得遠比實際上更肯定，或和減肥更有關聯。

被這種扭曲的科學誤導後，我們最後就會購買並攝取特定的某種食物——這樣的結果只會讓食品製造商的底線變得更寬，卻不會縮小我們的腰圍。

這些食物的清單實在太長，如果一一檢視，大概也能寫一本書了，所以我就略過不提。在這一章，我會專注在最常見的幾種，你就能大概知道食物能夠消脂的說法是哪來的，還有它們會如何誤導人了。

苦澀的真相

其中一種聲浪最大的減重聖品，就是蘋果醋（apple cider vinegar，簡稱 ACV）。這種飲品有著強烈而苦澀的口味，大部分的人都不太受得了，基於這一點，蘋果醋近幾年的火熱程度，著實令人感到震驚。

使它地位變得如此崇高的幾個人中，有一位名叫穆罕默德・奧茲（Mehmet Oz）的醫生，他不斷在自己的熱門電視節目上鼓吹蘋果醋的各種好處。奧茲醫生的「泳衣纖體計畫」推薦大家在每餐飯前吞兩茶匙的蘋果醋（混合葡萄柚汁）。他宣稱這麼做「就能字面意義上地燃燒你身上的脂肪」。

卡戴珊姊妹們也是蘋果醋的死忠支持者。寇特妮一天喝兩茶匙，據稱她令人驚豔的身材就是這樣來的。克羅伊據報是為了促進代謝，一天喝三次蘋果醋。而金・卡戴珊則是在IG上，向她的兩億多位粉絲推廣一本關於蘋果醋的書，叫做《蘋果醋：神奇養生寶鑑（Apple Cider Vinegar: Miracle Health System）》。

這本書的作者名為派翠西亞・布拉格（Patricia Bragg）和保羅・布拉格（Paul Bragg），兩人的名字和臉都印在自有品牌的蘋果醋商標上。這本書在封面上宣稱，蘋果醋可以「控制體重並趕走肥胖」。書中其中一個章節標題叫作〈過重人士的蘋果醋奇蹟〉，解釋道：「蘋果醋的酸性可以幫助刺激身體的反應，燃燒儲存的脂肪，進而加速減重！」

確實，有些證據顯示，蘋果醋和其他醋類的主要成分乙酸的確會影響形成與分解脂肪的基因，進而減少體重和脂肪堆積。但蘋果醋的擁護者通常都會忘了提到，這個研究是拿老鼠來做的，而除非你是一隻胖老鼠，不然它研究結果與你的相關性其實有限。

至於以人為對象的實驗，最常被人引用的是一份找了一百五十五名過重參與者的研究，他們讓受試者每天喝一種添加了零茶匙、一茶匙或兩茶匙蘋果醋的飲品。過了十二週後，那些有喝蘋果醋的人體重下降了，但減少的體重相對非常少，只有一到兩公斤。而且值得注意的是，這份研究是由販售醋類的日本食品公司所做的。

在那之後，證據就變得越來越薄弱了。幾個小型研究顯示，醋也許可以壓低飯後血糖上升的巔峰。有些理論認為這樣可以帶來減重的效果，卻還沒有找到證據。也有些研究認為醋會降低食慾，但至少有一份研究發現，那是因為醋會使個案們反胃。這不是控制飲食的好方法吧！

反胃不只是蘋果醋唯一潛在的負面影響。如果沒有經過足夠稀釋，它可能會侵蝕牙釉質（琺瑯質），並損壞食道。

蘋果醋丸和軟糖就是要避開這些影響的產物，還可以避免那股強烈的味道。但這些產品就像其他保健食品一樣，只有鬆散的規範，所以我們不知道它們究竟安不安全，甚至不知道它們的成分。（關於更多減肥保養品的內容，請見第六章。）

消費者實驗室（counsumerlab.com）是個獨立組織，專門檢驗營養保健品，他們發現蘋果醋丸裡的乙酸濃縮液含量差異甚大，有些少至只有百分之零點四，有些則多達百分之三十。消費者實驗室指出，任何產品只要包含濃度百分之二十以上的乙酸，以美國政府的安全規範而言都算是有毒物質。因此些蘋果醋營養品不僅沒有比液體本身安全，或許還會帶來更大的風險。

就算風險極低，仍然沒有明確的證據可以證明蘋果醋有用處，不管是液態或固態都一樣。

迷思或真相：喝很多水可以幫助你減重？

這個廣為流傳的信仰最常見的解釋是，水分會讓你增加飽足感，並抑制飢餓感。確實有些證據證明水會有影響，如果你在正確時間飲用的話。在實驗中，飯前三十分鐘喝兩杯水，和飯前不喝水相比，會有比較好的減重效果——十二週內會瘦一點五到兩公斤。最認真在飯前喝水的人還額外減了四公斤。但有趣的是，這個三十分鐘的間隔只對中年和較年長的人有效果。為了在吃飯時減輕飢餓感，年輕人要在飯前馬上喝水，或許是因為水分會更快從他們體內流失，他們也不會維持飽足感那麼久。

不過仍然沒有證據顯示喝水會影響整體的體重。同樣地，也沒有證據證明「功能性」水（如鹼性水和含氧水）有特別的燃脂能力或是比普通的水更能幫助減重。

肥胖的機會

「多吃一點椰子油，一週內腰圍就會縮小了。」約瑟夫．默克萊（Joseph Mercola）醫師寫的一篇文章在標題這麼宣稱道。他的「自然健康」網站吸引了數百萬人，他也在網站上宣布，椰子油可以「促進代謝，幫助你消除體脂」。（就別提他剛好也在賣椰子油了。）

多虧了默克萊和其他人的保證，椰子油也成了減重的魔法食物。它的擁護者把減重與其他宣稱的好處，歸功於椰子油中的一種脂肪，也就是中鏈三酸甘油脂（medium-chain triglycerides，簡稱 MCT）。

相反地，其他蔬菜油，例如大豆油和橄欖油，所含的脂肪全部都是長鏈三酸甘油酯（long-chain triglycerides，簡稱 LCT）。我們的身體消化 MCT 的方式和 LCT 不同，有些人認為這就是為什麼 MCT 會增加飽足感，並且促進代謝的原因。此外，也有比較 MCT 和 LCT 的測試顯示，MCT 也許會稍微減少體重與體脂。

但這其中有一個關鍵：這些研究都是針對純 MCT 油脂做的，而這和椰子油並不相同。椰子油確實含有相對比例較高的 MCT，含量卻低於純 MCT 油脂。

所以，以椰子油而言，我們沒有任何證據可證明它有辦法控制體重，或是有防止心臟病的可能性。謝了，不過我還是先跳過吧。

迷思或真相：防彈咖啡可以促進減重？

在過濾式咖啡裡加一至二茶匙的 MCT 油脂和無鹽奶油，你就會得到一杯所謂的防彈咖啡，這是名人和運動員視為生酮友善的替代性早餐。這是矽谷創業家戴夫．亞斯普雷（Dave Asprey）所發明的產物，一杯四百五十卡的混合物理論上可以壓抑飢餓感、同時提升精力和提升心思敏銳度，並控制體重。但目前還沒有任何公開的數據能支持這一說法。

至於普通的（也就是不防彈的）咖啡，有些研究顯示，一天喝四杯可以稍微減少體脂，主因則很有可能是咖啡因。（更多咖啡因對體重的影響，請看第六章。）但如果你把早上的一杯咖啡加滿了奶精和糖，或者你選擇的咖啡是雙倍巧克力脆片星冰樂，我就不會抱有太多期待了。

另一種高脂肪的超級食物「酪梨」就沒有椰子油的缺點。酪梨主要所含的脂肪是不飽和脂肪酸，據稱對心臟很健康。這種「好的」脂肪據說也是這種水果的超能力，能夠融化身上多餘的體重。

這是我們在新聞報導上時常看見的一種說法。舉例來說，有一篇廣為流傳的報導就寫著〈研究顯示，酪梨可能是減重的關鍵〉。文章第一段就告訴讀者：「有一個新研究表示，酪梨的脂肪可以幫助你抑制飢餓感。」

這麼做的目的是要用科學來產生標題，並且幫酪梨做行銷。而且這幾乎對所有相關人士都有好處：研究員者會得到資金，這樣才能讓他們的事業繼續得已存活。進行這些研究的大學和刊登該文章的學術期刊也會透過他們發出的新聞稿獲得關注。新聞媒體從這些新聞稿獲得了減重食物的資訊，也保證一定吸睛。而酪梨產業的銷量則會上升。

明顯不存在於以上這份受益者清單裡的人，則是被誤導相信酪梨有融化脂肪的神奇能力的社會大眾。

要看穿這一切，我們就得把證據視為一個整體。以酪梨和體重的關係來說，證據不多，而且我們目前所擁有的線索，也遠遠沒有說服力。一份由哈斯酪梨董事會贊助的研究也發現，在為期十二週的低卡飲食中加入酪梨，並沒有比這種低卡飲食本身帶來更多減重的效果。

我們只能說，酪梨就和堅果及其他脂肪性食品一樣，可以是健康飲食的一部分，能幫助我們控制體重。所以如果你喜歡它們的味道，就好好享受酪梨或酪梨醬吧，但原因應該要是好吃，而不是因為產業和媒體告訴你它有減重的功效。

海莉的旅程

對海莉的原生家庭來說，過重才是正常的。中學時期開始運動的她體重下降了，而這使她很快樂。所以她開始注意自己吃下去的食物，然後她又變得更瘦了。

當她的減重停滯時，她便開始用一款應用程式記錄她吃下去的每一卡熱量，並開始劇烈運動。年僅十五歲，她就得了厭食症。

十幾歲到二十幾歲的時候，海莉盲目地追隨著幾種飲食法。只要一種開始失去作用，她就會立刻換到下一種。看見許多運動愛好者在社交軟體上宣揚超級食物的作用後，她也開始緊抓著超級食物不放。「所以我當然要一口氣買個二十份，然後一口氣吃光囉。」她說。

海莉花了好幾天的時間，每餐都只吃甘藍菜。她喝蘋果醋喝到自己想吐為止。儘管她討厭葡萄柚，但這已經成了她每天的固定主食。「我喜不喜歡都不重要。」她說。「反正我一定要吃就對了。」

她相信吃這些食物會讓她保持健康，又加速她的代謝，同時還會燃燒脂肪。此外，就和那些執著於熱量計算的人一樣，海莉也很高興這些食物都屬於低卡一族。她用這些東西取代了較高卡的食物，並減少整體的熱量攝取，儘管那些被取代的食物通常都含有平衡飲食所必要的輔助營養。

就和那些飲食法一樣，海莉也一種食物接著一種食物的換。最後她發現，大多數的超級食物她都不喜歡，而且作為一個大學生，她也負擔不起。此外，那些超級食物也沒有幫助她減重。

現在海莉逼近三十歲，她與食物的關係已經越來越健康了。她再也不計算熱量，或是用甘藍取代正餐了。她反而開始聽從自己身體的聲音，並且吃會讓她覺得舒服的東西。

「這和過去的我完全不同了。」她說。「所以我真的進步了很多。」

大辣大話

許多減脂食物清單中，前幾名都一定會有辣椒。你一定也看過許多關於辣椒的火辣承諾。根據 CBS 新聞報導，辣椒可以「為減重加油」。Redbook 雜誌宣稱辣椒會「加速你的代謝」。而《Eat This, Not That!》雜誌則稱它是「世界上最棒的減肥食物」。

這些言論意指的好處，通常都是來自於辣椒素（capsaicin），是讓辣椒產生辣味的化合物。辣椒素理論上會有減低食慾、加速代謝與燃脂的魔力。

雖然整體研究的結果參差不齊，但透過動物實驗以及小型而短暫的人類實驗，還是有些證據能證明這些效果。舉例來說，在一份丹麥實驗中，二十四位個體吃下一系列吃到飽式的餐點，而在餐前，他們都會吃下零點九克（差不多二分之一茶匙）的紅辣椒，摻著番茄汁或是膠囊形式的都有。和對照組相比，他們吃下的熱量少了大約百分之十至十五，在消化了辣椒之後，據稱也覺得更有飽足感。

在另一份研究中，二十五名受試者分別在進食時搭配與不搭配一克的辣椒。吃了有辣椒的那份餐點後，他們的代謝效率在用餐過後幾小時內上升了。這份研究以及其他與此議題相關的研究，都是由麥克米科學中心（McCormick Science Institute）所贊助的——也就是販賣許多罐裝辣椒和其他調味料的那個麥克米公司。

這個研究也帶來了其他警訊。習慣吃辣椒的人會比完全不吃辣椒的人獲得更少的代謝刺激，這樣的結果顯示，我們的身體會適應辣椒所帶來的影響，就跟味蕾一樣。整體而言，它所帶來的影響其實很小——吃了辣椒之後，人們平均只會多燃燒十到十五卡的熱量。根據一項估計，一個中年男子要這樣累積六年半之後，才能甩掉零點五公斤的體重。

有些研究使用更高劑量的辣椒素膠囊，就帶來了更多的燃脂效果，但基本上還是少得無法帶來任何改變。只有唯一一份研究真的追蹤了受測者的體重：有九十一位參與者在實行減重飲食後的三個月內，分別食用辣椒素膠囊或是安慰劑。儘管在吃辣椒素的群體中，燃脂的效果是有比較高一些，卻沒有對體重造成任何影響，兩個群體所增回的體重是一樣的。而且這種辣椒素膠囊的劑量太高，有些參與者甚至會抱怨，覺得它在肚子裡燃燒。（以食物的形式吃太多辣椒，也同樣會造成腹痛，或者其他腸胃問題。）

整體而言，這些研究的結論只是告訴你，你得吃一大堆的辣椒，遠超過我們任何人願意或有辦法承受的量，才能影響胃口和代謝。而即便如此，它所帶來的影響還是很小，而且很短暫。更重要的是，沒有證據能證明吃辣椒真能帶來減重的效果。

所以，儘管辣椒可以在你的餐點中帶來很讚的風味，但請不要期待它能從你的身體裡燒掉體重。而且不幸的是，辣味莎莎醬並不能抵銷你搭配吃下的玉米片熱量。

迷思或真相：某些香氛能降低飢餓感？

有些報導宣稱，嗅聞某些香味可以減重，例如薄荷或薑的氣味。據稱，這些味道會傳遞訊息到大腦的食慾控制中心，告訴它你已經飽了。在少數出版的研究中，超重的個案只要感到飢餓，就去嗅聞薄荷、香蕉與青蘋果混合的香氛，並確實減輕了體重。但是因為這份研究缺乏控制組，並無法證實香味真的與減重有關。

這份研究的作者亞倫．赫希（Alan Hirsch）博士是香氛與減重關係的大力擁護者，同時也是香氛水晶的開發者——人們將這種產品灑在食物上，好提升食物的香氣，並據稱有減重的效果。（二〇一四年，美國聯邦貿易委員會控告赫希博士與他的公司廣告不實，並開罰兩千六百五十萬美金的罰款。）雖然其他研究確實表示，香氣也許會抑制食慾，卻無法證明哪些味道有效、效果能持續多久，以及到底有沒有辦法提升減重的效率。有更多實驗證明，有些香味可以刺激胃口。不過我們大多數人都已經知道這一點了，因為我們都聞過麥當勞薯條或肉桂捲的香味吧。

製作承諾

許多被推廣為減重食品的食物都是蔬果類，健康衛生專家總是鼓勵我們大量攝取，不只可以避免慢性疾病，也可以控制體重。的確，觀察性研究（可以顯示出關聯，但無法證明因果的研究）已經把吃更多蔬果製品與增重較少畫上了關聯。一般來說，我們會認為蔬菜水果對減重有益，是因為它們通常較有飽足感，相較之下熱量又較低。

接收到這類的資訊後，現在有越來越多人宣稱，他們提升蔬果和沙拉的攝取量，好幫助自己瘦身。一份調查顯示，這是人們最常使用的減重方式之一，緊跟在「少吃多動」的方式之後。

不過，如果想要這個策略成功，你必須把蔬菜水果當成洋芋片、餅乾和薯條的替代品。太多時候，這個但書都不會出現在頭條裡。〈蔬果或許是長期減重的關鍵〉或其他類似的文章，都在告訴我們「在飲食中加入蔬果，會使你加速減重，而且成果更容易維持」。

這樣的文章都是暗示我們，只要把蔬果加入飲食中，就能幫助我們減重了。但事實上，整個蔬果類別的食物，都被人為誤導成阻止脂肪堆積的超級食物了。

實驗性的研究顯示出這樣的觀點有何偏誤。在一份蘇格蘭研究中，六十二名相較之下攝取較少蔬果的成年人受到隨機分配，每天攝取六百公克、三百公克的蔬果，或是完全不攝取。他們要求參與者把這些蔬果加入每日餐飲中，卻沒有收到指示該如何調整其他熱量攝取，也沒有做出任何其他改變。在為期兩個月的研究中，吃了蔬果的組合並沒有比控制組減少任何體重。

根據以上研究和其他隨機測試，文獻審查所得出的結論便是，不做任何其他改變、單純增加蔬果攝取量，並不會帶來減重的效果。另一份審查也包含了這份蘇格蘭研究，則在結論時留下了開放的可能性，認為單純提升蔬果攝取量也「有機會」帶來減重的效果。但觀察得到的影響，卻小得幾乎算是沒有意義。

蔬果會如何影響體重也和食物烹調的方式有關。舉例來說，新鮮的桃子和浸泡了厚重糖漿的罐裝桃子就不一樣。燙熟的花椰菜也和加了起司、奶油和碎餅乾的焗烤花椰菜不同。吃下許多這類不健康的高卡蔬果並不會帶來減重的效果，反而更容易增重。

所以我們為什麼一直看見這種過度簡化的訊息，宣稱吃更多蔬果就能神奇地融化體重，卻沒有人警告我們必須用蔬果替換掉某些食物，或是注意烹調方法呢？

其中一個原因是，經過這樣的包裝後，我們更願意接受這個建議。我們更傾向接收包含簡單步驟的訊息，而不用做出巨大的改變或犧牲。而在我們現在的飲食中加入一點生菜、蕃茄或柳橙，就是最簡單又最不用做出犧牲的做法。雖然這個做法或許對我們的健康有幫助，會提升飲食中的某些營養成分，卻不太可能對我們的體重帶來任何影響。

類似的狀況也出現在宣傳蔬果販售的銷售點，例如農夫市集。人們通常會祭出這個訊息，不只作為促進健康的方法，同時還能打擊肥胖。某個農夫市集的新聞稿就是這樣：「為了打擊肥胖的流行……德州大學公共衛生學院布朗斯威爾校區的師生們找到了一個強大的武器：一個聚集了新鮮蔬果的農夫市集。」

我們得知，農夫市集讓我們能接觸到更多新鮮蔬果，就可以幫助我們控制體重。擁護者們宣稱，農夫市集對低收入又被稱為「食物沙漠」的社區特別有益，因為在那些地區，新鮮蔬果的供給量通常有限。

在我繼續說下去之前，我要先表示，我完全支持農夫市集，也經常在那裡購物。農夫市集能讓你買到超級新鮮又好吃的蔬果，也能第一手得知這些產品的種植環境、發掘新食品，並支持當地的小農。此外，在優美的天氣中逛農夫市集也是很有趣的體驗。長話短說，有許多很棒的理由可以去逛農夫市集，但控制體重並不是理由之一。

就如同上面所說，你在那裡買到的蔬果本身並不會幫你減少任何體重。此外，除了蔬果之外，你通常還會找到許多不太健康或對體重不太友善的其他食物。一份調查研究了二十六個紐約市的農夫市集，發現其中有三分之一的產品都是精緻或加工食品，像是餅乾、可頌或果醬。我自己平常會去的農夫市集裡，排隊隊伍最長的攤販則是賣冰淇淋的攤位。

事實是，有些產品（例如果汁和櫛瓜麵包）把蔬果當作部分成分，會讓人覺得它們好像很健康。那些主打「新鮮」、「自然」、「無麩質」或是「有機」的產品也是，這些都是農夫市集的常客。就如同我在第二章提過的，當一種食品有「健康光環」時，我們就更容易低估它們的熱量，並且過量攝取。

用不健康的食物誘惑我們，還為它們貼上健康的標籤，使農夫市集無法達到承諾的減重效果，甚至還有可能帶來相反的結果。如果你本來打算要去買蘋果，最後卻順便帶了蘋果派回家，還在路上買了一個肉桂捲或火腿起司餡餃，那這趟採購對你的腰圍就一點幫助也沒有。

我要聲明，這不是要叫你迴避農夫市集。請大力支持它們吧。只是，請盡量購買蔬果和其他健康的選項。農夫市集真的能充滿魔力——只是不一定對你的體重有效。

迷思或真相：你應該攝取多樣化的食物？

攝取種類多樣的食物，看起來似乎比專注在特定某些食物上來得合理。但事實上，也許不一定。沒有太多證據顯示這個流傳已久的建議能帶來更健康的身體，而且在體重控制這塊，它或許還有反效果。研究顯示，攝取的食物種類越廣泛，也許會使我們吃得更多——這是一種稱之為「特定感官的果腹感」的現象：我們越常攝取某一種食物，從它獲得的快樂就越少，也會越不想吃它。同時，我們對其他食物的胃口就會持平，甚至更好。舉例來説，這就解釋了我們為什麼會在晚餐吃飽後，還有胃口吃甜點；或者我們為什麼會在吃吃到飽時吃得更多——當你吃夠了燒烤牛肉時，還有蔬菜鹹派在呼喚你。

在某些研究中，只攝取較少種類的食物似乎能更容易控制體重。但是限制食物攝取種類的規則並不適用於蔬果。吃許多種類的蔬果可能會對體重與健康都有益處，也能避免你的餐點變得太單一。

假英雄

仔細想想，你會發現超級食物和禁忌食物其實就是同一件事的一體兩面。兩種減重方法都會把特定食物變成職業摔角的選手，有些被設定成英雄，有些則是反派，而我們也在競技台上。只要我們接受能夠拯救我們的好人，或是攔阻會摧毀我們的壞人，理論上，我們就應該要能戰勝與體重對抗的戰爭。

就像那些禁忌食物一樣，減重超級食物的概念，同樣也是在利用我們追求簡單解決方法的心理。我們只需要吞下蘋果醋、綠茶或辣椒，就能讓英雄食物自己工作了。

當我們聽到某些食物有科學證據證明這種效果時，這樣的承諾就會顯得更誘人。但就如我們所見到的，這些「證據」通常都是一點點的證據加上許多誇大所組成。

如果我們上這種當，然後過度專注在燃脂食物上，就會忽視更重要的事物——我們的整體飲食。而過度攝取熱量密度高的超級食物（例如椰子油或堅果），更有可能扯我們的後腿，反而使我們增重。

童話故事裡通常會有一個假英雄，宣稱可以拯救世界，事實上是在催毀真英雄的努力。這基本上就是超級食物在減重這條道路上的角色，它們以減重的捷徑之姿現身。但無論你吃多少酪梨和巴西莓，都抵不過注重蔬果類、全穀類、豆類、堅果、海鮮和瘦肉，並把加工和垃圾食物的攝取量壓到最低的飲食習慣。

在童話故事中，假英雄的身分通常會曝光，真英雄會獲勝，大家都會過著幸福快樂的日子。如果現實生活中的減重故事也是這樣就好了。

該怎麼做？

- 不要專注在特定食物上，而是專注在整體的食物種類，例如蔬菜、水果、豆類、種子、堅果和魚肉。根據你的喜好選擇這些分類下的食物，而不是根據你覺得自己該吃什麼。
- 不要期待提升蔬果和沙拉的攝取量這個行為本身可以控制體重。重點是你整體飲食的組成。
- 注意有健康光環的食物。不要因為「天然」、「輕量」、「無麩質」或「有機」

的標籤，或是因為在農夫市集販售，就認定那些是對體重友善的食物。

第五章

時間不是一切

我見識過許多讓我想要慘叫的飲食法，但沒有一個超越「狼人飲食法」。這種飲食法同時也稱為月食或是月亮飲食，也就是根據月相來進食。舉例來說，在滿月的日子裡，固體食物就是禁忌。上弦月時，你就該迴避甜食。下弦月的話，你就得一天喝八杯水。喔，而且你一定要在新月時分喝下蒲公英根，還有其他「排毒」飲料。

這種飲食法的擁護者宣稱，照著月球的引力牽引著我們身體裡的含水量來進食，可以幫助你一天減掉三公斤。這種說法毫無根據，卻無法阻止像瑪丹娜這樣的名人信奉瘋狂的月亮飲食。

雖然其他減肥規則和飲食法沒有這麼不著邊際，但也都是根據差不多的邏輯運作——我們什麼時候進食，就跟我們吃了什麼一樣重要。其中最經典的是：一定要吃早餐。盡可能早點把大部分的熱量吃完。只在八小時的區間內進食。晚上八點之後絕不可以吃東西。至少睡前兩小時不要吃東西。某些日子不要進食。

我把這些方式都歸類在進食時間的章節裡。近年來，這些飲食法變得越來越熱門。但認為在某些時刻進食（或不進食）會讓身體有最好的反應，並不是個新概念。流傳了好幾千年的傳統中藥就認為，每種器官所散發的能量會在特定兩小時區間內達到高峰，所以進食也該按照這個時間進行。舉例來說，據傳腸胃最強壯的時刻是每天早上七點至九點，所以你應該在那個時間吃下當天分量最多的一餐；人們應該在晚上五點至七點之間吃輕量晚餐，因為那是腎臟運作得最好的時候；晚上則應該要避免進食，好讓消化器官休息。

雖然針對器官所訂下的時間並不是西藥的範圍，但言下之意——身體會根據二十小時的循環運作——倒是被當成一種科學事實，廣為流傳。這種內在時鐘，或者稱之為「晝夜節律」，對代謝、胃口和各種激素的影響，便形成了某些進食時間規則的基礎，用以控制體重。

問題是，大部分關於進食時間的研究，雖然很有趣，卻都沒有確鑿的結論。但我們經常聽到這些指示被描繪成證實有效的減重方法。我們便迫不及待地遵守，為此做出犧牲——也許是在不餓的時候強迫自己進食，或是肚子餓時強迫自己不能吃，或者因為朋友和家人的聚餐安排在「不對」的時間而無法出席。

儘管有些人透過這些方法成功減重了，但事實是，這並不是什麼靈丹妙藥，人們也應該看清它們的本質：只是少有科學根據又難以遵守的規則。

早餐「賣」片

這一百多年來，早餐都被推崇為一天當中最重要的一餐，隨著時間流逝，它的好處囊括得越來越廣泛，甚至包含了體重控制。早餐的聲名大噪，都要歸功於最經典的早餐製造商——營養玉米片的廠商。

這個說法源自於約翰・哈維・家樂氏醫生，他是二十世紀初最有影響力的健康推行者。當時盛行以肉為主的早餐，為了尋找替代品，家樂氏和他的兄弟威爾便創造了第一份即食玉米片。（最後威爾也有了自己的玉米片公司，也就是今天市面上所看見的家樂氏公司。）

一九一七年，在家樂氏醫生的月刊《好健康（Good Health）》雜誌中，一篇文章首先宣傳了早餐的優點。「就許多方面來說，早餐都是一天中最重要的餐點，因為它是啟動你一整天的餐點。」蕾娜・法蘭西斯・庫柏（Lenna Frances Cooper）這麼寫道。她是家樂氏醫生的得意門生和員工，之後也成為了營養學領域中的領導人。她表示，早餐應該要包括「容易消化的食物」，而且「不該給身體太大的負擔」。

玉米片廠商C. W. 博斯特（Post）則用強力的市場宣傳更加提升了早餐的地位。他曾經是家樂氏醫生的巴特克里格療養院的病患之一，那是一間位於密西根州巴特克里格的知名高級健康療養中心。博斯特後來在附近開設了一間店，販售自己做的玉米片（這讓家樂氏很不爽，後來還指控他偷了他們的配方）。

博斯特推出的第一款玉米片「葡萄堅果」，最早期主打產品有「好好開啟您的一天」的能力，提供「完美營養所需要的一切元素」。早上吃一碗這種魔法食物，據稱可以幫助孩子們成長、使老人家「機敏而靈活」，並讓每個人都保持「強壯、健康而聰穎」。一份報紙廣告甚至誇張地稱之為「世上最有科學根據的大腦與神經食物」。

「由於他推銷的手法十分創新，」食物歷史學家艾比蓋爾・卡羅（Abigail Carroll）在她的書《一日三餐（Three Squares）》中寫道：「博斯特對早餐的影響……十分深刻。」博斯特的廣告，不只形塑了人們攝取食物的種類，也影響了人們對早餐抱持的期待。

到一九五〇年代，「葡萄堅果」的廣告已經開始宣傳它對體重的影響了。舉例來說，在其中一個廣告上，一位微笑的年輕女性舉著一件性感的洋裝，貼在她纖瘦的身體旁，一位體態比較豐腴的女性則嫉妒地怒視著她。另一個廣告則聲稱「體態最好的人剛好都在吃博斯特葡萄堅果」。

這個主題一直延伸到一九六〇年代的葡萄堅果廣告。這則廣告中請來了一位身材窈窕的母親凱洛琳・布克（Caroline Burke），以及和她長得十分相像的女兒黛兒（Dale）。這個經典的電視廣告最後衍生出許多滑稽的模仿，不過在原版中，一個年輕男子在泳池邊不小心抓住了凱洛琳，然後大喊：「噢不，布克太太！我以為你是黛兒呢！」她保持苗條的祕訣是什麼呢？運動以及吃「葡萄堅果」當早餐。這個廣告的結局留下一句標語，表示：「它會填飽你的肚子，而不是把你撐胖。」

在接下來的幾十年中，家樂氏公司更透過Special K玉米片的廣告，強化了早餐與體重的訊息，就像「葡萄堅果」的廣告一樣，主要是針對女性而設計的。最有記憶點的其中一句廣告詞是：「一寸都捏不起來喔。」其中一個廣告表示：「如果你捏得起一寸贅肉——」誰不行呢？「——家樂氏Special K早餐玉米片可以幫助你減肥喔。」

同樣地，「Special K挑戰」的廣告也保證，吃玉米片當早餐、一天中再挑選一餐食用玉米片，能幫助你在兩週內減掉三公斤，或是縮小牛仔褲的一個尺寸。家樂氏會用一份經過出版的研究來證實他們的宣言——這個研究剛好也是家樂氏公司自己出資的。的確，家樂氏和通用磨坊（General Mills，產品包括燕麥圈、麥片和全穀玉米片）這類的公司出資贊助早餐相關的研究屢見不鮮，也是玉米片廠商塑造我們對早餐的概念的另一種手段。

就拿一份在《美國大學營養學期刊》發表的論文來舉例吧。這份影響範圍甚廣的研究分析了美國健康營養調查中來自超過一萬六千名成年人的回應。研究者得出結論，跳過早餐的人與較高的體重有關聯、吃玉米片的人則與較低體重有關聯。這份研究被引用了超過五百次，但它不只是由家樂氏出資，也是由這間公司領導進行。

其他的觀察性研究，不管是不是公司出資，也都發現有吃早餐的人似乎比跳過早餐的人瘦了一些。最常見的解釋是，跳過早餐會帶來飢餓感，使人之後吃得更多。

聽起來很合理，但是這些研究只能展現關聯，卻不能證明因果。也許吃早餐的人比較瘦是因為他們的生活習慣，或者和研究沒有追蹤到的其他特質有關。

想要釐清這部分，就需要隨機測試，也就是可以展現因果關係的研究。而在這種研究中，早餐的優勢就沒有那麼強了。綜觀七個測試結果，研究者們發現那些被指派吃早餐的人並沒有減少任何體重，他們攝取的熱量也沒有比較少。事實上，有吃早餐的人一天平均比沒有吃早餐的人多攝取了二百六十卡。研究得出結論：「要推薦成年人靠吃早餐來減重時，需十分小心，因為也許會得到相反的效果。」

當然，不是所有的早餐都一樣。用塗滿糖霜的甜甜圈或一碗巧克力脆片來開啟一天和吃燕麥與藍莓大不相同。與早餐相關的研究通常都會忽視這種差異，專注在人們吃不吃早餐，而不是吃什麼早餐上。所以也許某種特定的早餐會對減重有幫助，例如健康有飽足感的食物，但其他就不一定了。不過此時此刻還沒有足夠的證據佐證這個推論。

我們只能說，不斷強調你該吃早餐才能減重，這是未經證實的說法。事實上，還有證據與之相佐。如果受到誘導而相信這句發言，那些不喜歡吃早餐的人或許會不必要地吃下他們不想吃的東西，最後反而吃得比原本還多。那可不是有效的減重方式，或是開啟一整天的正確方式。

另一方面，如果你和我一樣喜歡吃早餐，開心地吃也不會有什麼問題，只要你記得思考自己放在餐盤或碗裡的食物是什麼就好。對我來說，我是吃全穀玉米片，這個選擇一定會讓家樂氏醫生和博斯特先生都很滿意吧。

迷思或真相：吃早餐前先運動，會有更好的減重效果？

空腹運動有時稱為「空腹有氧運動」，用意是當我們沒有進食，身體儲存的碳水化合物耗盡時，就會開始主要燃燒脂肪。確實，有些研究證實空腹有氧運動也許會加速燃脂，但只有短暫的一刻。在為期好幾天或好幾週的時間裡，空腹有氧運動並沒有帶來更多減脂或減重的效果。舉例來說，一個為期六週的研究找來過重的女子，讓她們在進食前或後進行高強度間歇運動，但在研究結束時，兩組人的身體組成並沒有出現差異。總結了這個研究與其他幾篇研究後，研究者們表示，在早餐前先運動並沒有為減脂或減重帶來更高的效率。對我們許多人而言，空腹運動就像是開車不加油一樣。在運動前吃輕量早餐，可以提拱我們活動時所需要的能量。

夜間行動

不管吃不吃早餐，我們都越來越常聽見一個說法，那就是要我們在一天當中較早的時間吃掉大部分的熱量，好控制體重。有時候這個原則會建議我們把早餐時間提前，或是在晚上的某一個時間點後就不要再進食。有一個古老的說法是「早餐要吃得像國王，午餐像王子，晚餐則像乞丐」，這其中的智慧便是要我們避免在晚上吃大餐。

「早點吃飯」的原則受到瘦身大師們與飲食計劃的推廣，也會出現在這類文章中：〈想要減重時，早餐永遠都比晚餐好〉、〈為何晚上太晚進食會對你和你的減肥計劃不利〉。

最典型的解釋是，我們的晝夜節律會影響身體對食物的反應。舉例來說，我們晚上消化食物時，消耗的熱量會比白天來得少。此外，我們的細胞在晚上對於胰島素的敏感度也比在白天的時候低。這代表我們的血糖會更高，也更容易有脂肪堆積。但晝夜差異對體重究竟有什麼影響，至今還很不清楚。

有些觀察型研究（但不是全部），顯示出晚吃東西和較高體重之間有關聯。舉例來說，在一份實驗中，他們追蹤一群義大利人六年，那些把一天的一半熱量都集中在晚餐吃的人，比一天只把三分之一的熱量留在晚餐的人，多出一倍肥胖的可能性。兩組人在一天當中攝取的熱量數字都差不多。

但這種研究無法證明因果。至於隨機測試，其中最常被引用的是一份以色列研究。這份研究找了七十四名過重的女性，並分別指派兩種熱量相當的飲食計畫給她們：其中一種是早餐為主的計畫，早餐七百卡、午餐五百卡、晚餐兩百卡；另一種則是晚餐為主的計畫，把早餐與晚餐的熱量對調，午餐則保持相同。經過十二週後，兩組人的體重都下降了——但那些晚餐比較輕量的人，平均比另一組人多瘦了五點五公斤。

但由於這份研究是短期的，所以我們不知道以早餐熱量為主的飲食方式，長遠來說還有沒有好處。此外，其他隨機測試也無法證明任何因果關係。研究者匯整了以色列研究與另外四個研究的結果，發現不論晚餐的分量是多是少，對體重都沒有太大的影響。「臨床實驗無法證實減少晚上的進食量會有建議中的效果。」

除了沒有確實證據之外，這個建議也帶有許多未解的問題。舉例來說，夜間攝取多少熱量是可以的？大多數熱量應該要多早攝取？何時又是晚到不能進食的時刻？對住在美國的某些人而言，晚上八點的晚餐或許算是「晚」了。但對在西班牙的人而言，或許會覺得八點很早。

還有，有些人會不會因為基因或晝夜節律的關係，更容易對晚進食產生反應呢？例如，有些研究顯示，那些所謂的夜行性人們（也就是夜貓子）和早睡早起的人相比，也許更容易因為晚吃的關係而變胖。但這種類型的結論也還非常初步。

簡單來說，還有太多未知因素，使我們無法得到任何肯定的結論。此外，禁止夜間進食還有另一個潛在的缺點：受到時間限制的人，如果想要趕在較早的時間吃晚餐，或許更有可能要依賴自動販賣機或是速食餐廳的得來速。如果早吃晚餐卻帶來不健康的食物選擇，那還不如等到晚一點、你有時間吃更健康的食物時再吃。

不論晝夜差異有沒有影響，有一件事可以確定，那就是晚餐後的點心確實會帶來問題。在電視機前無意識地吃洋芋片，或是從冰箱搜刮吃剩的披薩，都會帶來額外的熱量，更有可能產生額外的體重。同樣地，因為疲倦或壓力而暴食整桶冰淇淋，也會有同樣的效果。

為了避免這種誘惑，有些人覺得在晚餐之後「關閉廚房」並停止進食會很有幫助。

或者，如果你真的很餓，就去吃輕量又有飽足感的點心，像是無調味的優格、水煮蛋或胡蘿蔔和鷹嘴豆。

對大部分的人而言，這些步驟比試著配合晝夜節律來進食容易多了。而且根據不太可靠的證據，這樣也對體重控制比較有效。

迷思或真相：你不該把蛋白質和澱粉搭在一起吃？

將某些食物分開食用的食物組合方式，已經存在於印度古老的治療系統（阿育吠陀）中好幾千年了。一九二〇年代時，威廉．霍華德．海伊醫生（Dr. William Howard Hay）將食物組合法推崇為體重控制的解藥，自那時起，它就成為了許多飲食法的一部分。儘管規則有些複雜，但最基礎的概念就是避免在同一餐飯裡同時食用碳水與蛋白質。此外，水果也應只在空腹時攝取。理論上，將「錯誤」的食物混合在一起會影響正常的消化，並讓沒消化的食物腐爛在肚子裡，造成體重增加。但這些全都是沒有科學根據的空話，而且忽視了許多食物都同時含有蛋白質與碳水的事實，例如豆子和麵包。一個小研究發現，攝取同樣熱量的狀況下，食物組合飲食法並沒有比一般正常飲食帶來更多減重效果。如果有人真的因為食物組合法而瘦了下來，也是與他進食的內容和分量有關，而不是時間。

斷食人生

就很多方面而言，斷食都是進食時間策略的始祖。它真的已經存在非常久了——古希臘醫生希波克拉底就宣揚過斷食的好處，柏拉圖和亞里斯多德也是。許多宗教傳統也都信奉斷食的戒律，從摩門教到伊斯蘭教都有在特定時刻禁止飲食的規範。

它同時也是大量研究的目標，多半是動物實驗。這些研究表示，斷食也許能幫助人們減低心臟病、癌症與糖尿病的風險，同時可以提升大腦運作，還能延年益壽。但大多數的焦點都是放在它號稱能減重的能力上，這都多虧了名人的見證，例如珍妮佛．安妮斯頓與吉米．基墨。

他們所推廣的形式「間歇性斷食」是一個統稱，包含了幾種不同的方法：有時間限制的進食，也就是只在有限的時間區段內進食，其他時間則斷食；替代日斷食，代表你每兩天中，有一天只攝取五百卡以下的熱量；還有五比二飲食法，是在一週內不相連的兩天中，用類似的方式縮限熱量。

這種飲食法的擁護者指出，我們的祖先靠著獵捕和採集維生，他們可沒有一天三餐可吃。他們得不斷面對在食物短缺時生存的危機，所以多虧了演化機制，我們的身體完全能撐過一段長時間裡只吃一點點食物，或完全沒有食物的狀況。

其中一個能讓我們撐下去的機制，就是我們缺乏從食物中攝取的葡萄糖時，便開始轉換儲存的脂肪的能力。有些人認為，這種斷食時額外的燃脂行為可以帶來減重的效果——和生酮飲食禁止碳水化合物的原則一樣。當然，人們在斷食時會瘦，也有可能單純是因為減少了熱量攝取。

不論原因為何，研究確實顯示間歇性斷食對減重是有效的，但沒有比其他減少熱量攝取的飲食法有效多少。舉例來說，在其中一個研究中，研究者隨機指派一百名肥胖的參與者，實行替代日斷食法、減少熱量攝取的飲食法，或是作為沒有任何飲食限制的控制組。經過六個月後，斷食法與減少熱量攝取組的減重效果完全一樣，平均減掉的體重比控制組的人們多了自身體重的百分之七。在接下來的六個月中，兩組減肥組的人又增回了一些體重，但數字又一次幾乎相同。

另一場有超過三百名參與者的大型測試則發現，那些分配到斷食法的人們在一年後減掉的體重，其實還比熱量控制組少了一些。前者減了五點五公斤，後者則是七點五公斤。不過兩者在數字上的差異並不大。有幾個比較小型的齊頭式比較，也顯示兩種減肥法的結果並無差異。

要長時間不進食，以最低限度來說，對我們許多人來說都是個挑戰。而就和其他減肥法一樣，關於斷食法也有個關鍵的問題：這能持續多久？在某些研究中，斷食法的放棄比例相較之下頗高。有些研究則發現斷食的放棄率和限縮熱量飲食法的放棄率差不多，但這也不是什麼值得炫耀的成就。而且由於間歇性斷食的研究都持續不到一年，我們不知道它長期的效果為何。

另一個未知點則是，某幾種間歇性斷食會比其他種有效嗎？至今大部分的研究，都是以二十四小時段時為標準（不論是兩天一次，或是一週兩天），而不是限定時間內進食。也許把所有進食都擠進一段狹窄的時間段，會比其他間歇性斷食的效果更好，但由於證據有限，這只是個推測而已。

同樣地，也沒有科學能對這個時間區段應該多長提供明確的答案，或是區段應該安排在一天中的什麼時候才會得到最佳結果。但還是有各種各樣的「專家」祭出聽起來十分肯定的規則，告訴你每天何時該開始或結束斷食。

熱情的擁護者通常也會輕描淡寫地帶過潛在的風險。長時間缺乏食物也許會導致非斷食時段的暴飲暴食，這樣對於本來就有暴食習慣的人來說尤其是問題。同樣地，間歇性斷食嚴格的規定對過去有飲食失調（如厭食症）的人來說，也是個壞主意。對於孕期的女性或在服用某些特定藥物的人來說，也是如此。

此外，有些證據也指出，比起傳統的熱量縮限飲食法，間歇性斷食會使人減掉更多除脂後體重（這也包含肌肉）。這很重要，因為不管是哪種減肥法，最終目標都應該是把減脂量最大化，並同時保存肌肉。比起脂肪，肌肉能消耗更多熱量，隨著年齡增長，也能保護我們免於行動不便的命運。

間歇性斷食的另一大缺點，就是它所要求的潛在犧牲。用餐通常不只是為了吃而已，它是我們與朋友和所愛的人社交的重要方式，是我們享受食物與他人陪伴的好機會。斷食法也許會強迫我們錯過生命中這美好的喜悅。

對減肥而言，這些缺點似乎是非常高的代價，但你得到的結果與其他飲食法其實沒有太大差別，而且也沒有證據顯示它能持久。就和其他減肥法一樣，間歇性斷食對某些人也許會很有效果，但對許多其他人而言，它就只是另一條帶來挫折與失敗的道路。儘管這些減肥方式所給出的承諾都在向我們招手，但我們應該要察覺到這些閃閃發亮的警示燈才對。

凱文的旅程

凱文曾擔任過好幾年健身教練。所以談到控制體重時，他很清楚要如何運用正確組合的營養和運動來維持想要的體態。但在幾年前，他一直依賴的技巧開始讓他失望了。當時，凱文是個廚師，這完全就是增重的必備公式。他的工作環境每天都泡在食物裡，也不像擔任教練時有那麼多肢體運動的機會。

凱文開始無法應付多的體重，他便轉向了過去的他絕不會考慮的減肥方式。其中一種便是間歇性斷食。他記得自己上網找了一些間歇性斷食的資料，然後演算法便開始在他的臉書上推了一系列的相關內容。也許是受到潛意識的影響，或者他真的覺得斷食行得通，不管原因為何，凱文很快就下載了一款應用程式，殊不知，它很快就要開始掌控他的人生了。

這款應用程式會在不同日子裡給予循環的斷食時間表，從十二小時到二十小時的斷食都有，每週則有兩天休息不斷食。凱文把時間軸設定在夜晚下班後進食。「那段時間裡，我有八小時在睡覺，這會有多難？」他這樣想。事實上，飢餓並不是問題，但這種規律卻造成了其他後來令他無法承受的問題。凱文發現自己開始整天盯著時鐘，期待自己用餐時段的到來。「這已經變成一個魔咒了。」他說。而當用餐時間到來，他唯一想吃的都是那些高糖高鹽的食物，像是洋芋片和蜜餞，而不是他知道會對身體更好的健康食物。

此外，他的運動量變少了，因為他沒有力氣。而且以這樣斷食的規律，他也很難維持社交生活的平衡，畢竟和朋友家人的聚會通常都包含用餐。和凱文讀到的文章相反，斷食並沒有讓他的大腦變得清醒。真要說的話，他反而覺得他是在自我懲罰。而且最糟的是，他並沒有成功減重。

凱文斷斷續續嘗試了幾次斷食，最後他終於認清，這對他來說沒有效果，也無法持續。現在，他又回到過去實驗證實有效的做法：專注在蛋白質與蔬菜攝取，並減少飲用酒精飲料。在新的健身夥伴——他的比特、拉布拉多混血犬「大利拉」鼓勵下，他又獲得了足夠的運動。儘管凱文不再遵守嚴格的飲食時間表，他倒是很高興能配合大利拉的散步時間表。

迷你餐點

斷食會減少你用餐的機會，而另一種用餐時間計算的策略則在做正好相反的事。我指的是少量多餐飲食法，一天吃好幾餐小份的餐點，通常兩到三小時吃一次，而不是一天三餐。

儘管大部分的人都認為我們一天應該要吃三餐，但這個數字並不是根據生理需求而來的。事實上，這是文化與傳統所帶來的結果。綜觀歷史，這個概念有各種差異，有些社會一天吃少於三餐、有些則會多於三餐。

對有些人來說，我們認定的三餐概念，對他們來說根本不存在。舉例來說，當歐洲移民第一次來到美國時，他們發現原住民並不照時間用餐，而是根據飢餓感和食物獲得的機會進食。歐洲人認為這個行為很不文明，但就如同歷史學家艾比蓋爾・卡羅所觀察的，以今日的標準來看，這些殖民者隨意的進食習慣也許也同樣會飽受批評。

由於進食的頻率是文化結構的一部分，那麼就算一天吃六餐而不是三餐，也就沒有對錯問題，或是有什麼不自然之處了。問題是，這對於我們控制體重的目標，有沒有像那些支持者們宣聲的效果？

他們給出的解釋是，頻繁的進食會減少飢餓感，幫助我們減少整體熱量的攝取。此外，這樣做理論上會促進代謝，因為消化額外的餐點，就代表消耗額外的熱量。

有些觀察型的研究確實顯示，較頻繁用餐的人比較不會過重。但是其他研究卻發現更頻繁的用餐與更高的體重有關，或者與體重毫無關係。

實驗型的研究成果就沒有說服力了。舉例來說，在一份研究中，研究者們指派五十一個參與者一天吃三餐，或每兩到三個小時就攝取至少一百卡的熱量，所有的參與者每天攝取的總熱量都相同。經過六個月後，兩組人都瘦了，但平均數字是一樣的。其他所有測試也都無法顯現出少量多餐的優勢。

此外，少量多餐會促進代謝的說法也沒有證據。不過，有些研究倒是能支持控制飢餓感的主張。在以上提到的實驗中，雖然少量多餐的組別沒有減掉比較多體重，但他們的飢餓感確實會下降，那些一天三餐的人則沒有。

所以如果少量多餐的人比較沒那麼餓，那為什麼他們的體重都沒有掉呢？對某些人來說，他們越常接觸到食物，就會吃越多，不管餓不餓都一樣。此外，就和第二章中所說的一樣，我們通常都會低估食物的熱量，所以越頻繁進食，就代表有越多機會累積低估的熱量。這種連環出擊的結果就是，少量多餐也許無法帶來承諾的減重效果，對某些人來說，還很可能帶來增重。

就和其他控制用餐時間的方法一樣，關鍵是你吃下去的內容。少量多餐進食原型食物如蔬菜水果和種子類食物，更有可能幫助你減掉體重，而像洋芋片與點心棒這類加工食品可能就沒有效果。如果你整天都要工作，接觸健康食物的機會有限，那麼少量多餐或許就不是個好選擇。如果你在家，但有一個塞滿垃圾食物的食物櫃，那也不是個適合的方法。

人格與喜好也佔有一席之地。如果你比較喜歡少量多餐，也可以控制你攝取的熱量，那麼少量多餐確實是個優秀的策略。但如果你比較喜歡一天（少於）三餐，或難以控制餐點的分量，那少量多餐大概就幫不了你。

長話短說，關於提高進食頻率對你是否有幫助，有許多可能的變因。就算是肯定的，或許也不會更有效地控制你的體重。就和所有推銷的手法一樣，少量多餐的好處有許多條件。不幸的是，推銷員通常都不會讓我們看見整體細節。

迷思或真相：正餐間的點心會影響你的體重？

雖然點心時間與少量多餐的飲食法有些重疊到的部分，但以我的定義而言，它們在操作上還是有差異。少量多餐的人會吃多份少量餐點，而不是標準的一天三餐，而點心通常都是在三餐之外額外攝取的。有些專家警告大家，在餐點之間吃點心有可能會影響你的體重控制，但有些人卻說這樣會有幫助。事實上，沒有研究可以給出一個確定的答案。

吃點心的影響比較有可能與食物選擇以及它的飽足感有關。纖維和蛋白質較高的點心——例如切片蘋果和花生醬——也許可以壓抑飢餓感，避免過量進食，但餅乾和蝴蝶餅這類食物也許還是會讓你感到飢餓。點心的分量和熱量也會有影響，還有你吃點心的原因。如果你經過深思熟慮後，挑選聰明的食物來控制飢餓感，那麼吃點心就有益處。但如果你是因為無聊或壓力太大才吃點心，或是因為你無法抵抗茶水間裡甜甜圈的魅力，那麼也許就會帶來額外的體重。

沒有安逸的時間

不管是必須吃早餐、避免夜間進食、斷食，或是少量多餐，吃東西的時間或許對某些人確實很重要。但我們不知道有哪些人比較可能從中獲得益處、什麼方法比較可能有幫助，或者會有多大幫助。

因此，如果你想要控制進食的時間，你會是在毫無指引的狀況下盲目前進。當然，這也不完全是件壞事。人生中有許多事情（包括減重）都需要透過測試與錯誤來修正。但在出發之前，我們必須知道有哪些條件仍然未知，還有哪些負面影響，而很多時候，我們都一無所知。

人們很常抱持著不實際的期待，然後一頭栽進去，因為朋友和某些名人大肆宣揚自己不可思議的成果，或是因為某些瘦身大師過度誇大證據，並輕輕帶過那些缺點。就連科學家有時候也會領導我們走上冤枉路。舉例來說，如果一名研究者受訪談論自己針對控制進食時間帶來短期減重效果的研究，她可能會說：「這真的很簡單，你只需要看著時鐘就好了。」

事實是，要這麼嚴格控制自己吃或不吃的時間，通常都沒有那麼容易。這需要強大的自我約束力與努力，在現代的辛苦生活中更顯得困難，所以控制進食時間的減肥法才會很難持續超過幾週或幾個月。而就算我們有辦法堅持下去，這些策略或許也只能帶來少量好處，甚至完全沒有。

如果我們沒有完全為這些可能性作好準備，當我們違反了時間表時，也許就會感到罪惡或羞愧。如果我們沒有看到承諾的成果，也許就會怪罪自己，並誤把錯推到自己缺乏意志力上，而不是發現真正的問題出在減肥法本身。

就像之前討論過的，這些負面的感受就和人們在嚴格的飲食法和計算熱量失敗時產生的一樣。儘管我們經常聽到人們說計算進食時間的方法比那些減肥法都來得優秀，但我們最後通常都會發現，它們都是同一個概念的不同版本：一個套用在所有人身上的「解法」，對某些人來說或許短期有效，但難以維持，而且也不是長期的好方法。

這些減肥法的替代做法都是一樣的：根據你的喜好和需求，找到正確的做法。也許要吃早餐，也許不用。也許你要在晚上五點吃晚餐，或者是九點，或是中間的任意時間。也許是一天吃一餐、三餐或是六餐。

重點是，選擇健康、有飽足感而且喜歡的食物，並且挑選符合你身體需求、使你感覺舒適，能配合既定工時、家庭與日常生活的時間表。

如果無視這些考量，硬把進食時間表套在自己身上，就像是一個永遠報錯時間的時鐘。如果我們太依賴它，就絕對無法走在正軌上。

該怎麼做？

- 如果間歇性斷食或其他控制進食時間的策略對你有效，那就繼續做也沒關係。但如果它使你的生活變得很痛苦或是沒有效果，也不要自責。
- 根據你的喜好和時間表，規劃你進食的時間。吃不吃早餐、什麼時候吃晚餐、一天要吃多少頓餐才是最好的，或是要禁食多久，都沒有標準答案。
- 試著把晚餐後的進食最小化。如果你真的很餓，那就吃輕量又健康的點心。

第六章

瓶裝空話

這是個醫學奇蹟，或至少看起來是。一九三三年，史丹佛大學的醫生在《美國醫藥協會期刊》中發表了一篇論文，表示有一種藥能促進百分之五十的代謝速度，並能在十週內減掉十公斤——而且不用節食。

這個不可思議的研究結果傳開了，使這種藥品的需求瞬間突破天際。很快地，超過二十間公司都開始開架販售這種藥品，並將之命名為「纖體錠」、「進速纖」，還有「二八一配方」（也就是 Too-weighty one，太重的人，這樣懂嗎？）。一九三四年時，美國至少有十萬人吃過這種藥。

隨著它變得越來越熱門，副作用的回報也越來越多。其中包括：紅疹、手腳麻痺、皮膚和眼睛泛黃以及白內障所引起的眼盲。除此之外，還有死亡。這種藥品會使使用者過度發熱，有時候甚至引起心臟驟停。基本上，人們的身體就像從內部開始烘烤一樣，這可不是個舒適的死法。

事實是，這種藥是一種名叫二，四－二硝基苯酚（2,4-dinitrophenol）的化學物質，又稱 DNP，本來就很危險。這裡是第一條線索：它是一種爆炸物質，以前是用來製做武器的。一次世界大戰時期，法國彈藥工人透過皮膚和肺部吸收了 DNP 之後，有些人便生病過世了。這些工人們的體重也有下降的趨勢，因此史丹佛的醫生們才有了這個不太聰明的點子，覺得吞下這種東西是打擊肥胖的好方法，而他們錯誤地相信這在有醫師處方的情況下就是安全的。

美國醫藥協會並不同意他們的說法，並宣布：「使用會引起嚴重傷害與死亡的有毒物質來對抗肥胖，是非常不公義的行為。」關於這些副作用的報導在一九三〇年代越來越多，美國聯邦規範人員便開始越發警覺，但依據當時的法律，能對此展開的行動非常有限。

這一點在一九三八年有了改變，美國議會通過了法規，擴張食藥署與聯邦貿易委員會（FTC）的權力範圍。有了新的權限之後，官員們便不遺餘力地明令DNP從各大藥妝店下架，並將之標示為「不適合人體食用」。

這理應將DNP成為減肥仙丹的可悲篇章中止了才對。但誰想得到，減肥藥現在又捲土重來了。雖然DNP已經被禁止藥用或作為營養補充劑，但許多廠商還是在網路上將它推崇為給健身者和減肥者作為補充食品的「燃脂神藥」。

不幸的是，DNP再度開始奪取人命。近幾年，又開始出現與DNP相關的死亡事件，主要受害者都是美國和英國的年輕人。儘管美國食藥署一直在追查這些廠商，但這就像在玩打地鼠一樣。DNP的販售廠商多半在美國境外營運，總是能領先無計可施的相關單位。

在為減肥而開發的營養補充品中，DNP不只是唯一一種非法的成分，也不是唯一一種能造成潛在傷害的添加劑。還有許多產品也被發現含有處方藥品胃口抑制劑「西布曲明（sibutramine）」（品牌名為Meridia）。在二〇一〇年代後，由於發現這種藥品會增加心臟病與中風的風險，就從美國市場全面下架了。其他藥品也包括興奮劑麻黃和甲基己胺（DMAA），這兩種都會帶來嚴重的副作用與死亡的可能性，被禁止添加在營養補充劑中。

至於其他合法的減肥保養品，大部分都有未知的風險，益處則尚不明確，因為政府並沒有要求廠商測試自家產品，或是提供安全性或有效性的證明。也沒有任何人能保證，這些營養食品中的成分含量真的和標籤上寫的一樣。而就像我前面說過的，它們也許會含有未標示的成分。

無論如何，美國人一年還是花超過六十億美金在減肥藥上，希望能找到那枚魔法子彈，能讓討厭的體重消失，又不會有嚴重的副作用。人們受想尋找快速解答的慾望驅使，被充滿謊言的市場誘導，鬆散的法規又讓這一切變得更加可行，這是一場我們從未贏過的賭局。

可疑的成分

減重營養品通常會包含一堆大雜燴的成分。最常見的一種是咖啡因，有時會以草本的形式出現，例如瓜拿納葉、可樂果[2]，或是瑪黛茶。咖啡因作為興奮劑，可以稍微提升你的代謝，也可以促進燃脂，但是我們還不知道這種影響究竟有沒有大到能達到減重的效果。

關於咖啡因和體重的關係，在一份經常受到引用的研究中，研究者們追蹤了超過五萬八千名健康專家十二年，根據他們的飲食問卷，估計咖啡因的攝取量。整體而言，參

2 生長於非洲熱帶雨林的植物「可樂」的果實。

與者們在這段時間中有增加一些體重，但是咖啡因攝取量提升的人所增加的體重，比那些減少咖啡因的人少了將近零點五公斤左右，幾乎沒什麼值得炫耀的。再說，因為這項研究是觀察型的，也許它的結果是來自於咖啡因以外的原因。

令人驚訝的是，並沒有太多隨機測試檢視咖啡因是如何影響體重的。目前已知的研究都是小型的，通常也把咖啡因與其他物質結合在一起，使人難以辨識咖啡因的影響。測試咖啡因是否能壓低食慾、使人吃更少的隨機研究，結果也差異甚大。

咖啡因影響代謝與體重的程度也許會奠基在幾項不同的因素上，包括我們規律攝取的量有多少。咖啡因重度使用者比較不會受其影響，因為他們的身體對它有一定的忍受度。單次攝取的分量有差別，和咖啡因組合在一起的其他東西也有影響。如同許多減肥食品一樣，將它與其他興奮劑混合在一起，也許會帶來協同作用。

這種組合（例如咖啡因加上麻黃）可能會很危險，高劑量的咖啡因也是。（對大部分的成年人來說，安全的上限是四百毫克，也就是三到四杯咖啡。）在一份要提報給食藥署的不良事件研究中，包含咖啡因的減肥食品似乎比不含咖啡因的產品更容易有嚴重的副作用，如住院治療和死亡。

另一種減肥食品中常見的成分是綠茶萃取物，通常包含了咖啡因和俗稱兒茶素的抗氧化劑。綠茶中最大量的兒茶素是表沒食子兒茶素沒食子酸酯（Epigallocatechin gallate），又稱為EGCG，是最常獲得明星光環的成分。由於有研究顯示，EGCG與咖啡因的組合促進代謝及燃脂的效果比單有咖啡因來得好，支持者們便宣稱綠茶萃取物有神奇的力量，能減去多餘的體重。

但整體而言，研究並無法證明它對體重有什麼影響。研究者匯整了七個測試的結果，發現綠茶萃取物的效果沒有比安慰劑更好。另一份文獻審查也做出結論，就算有任何一點減重的效果，「其成果也非常小」，而且「沒有臨床重要性」。

至於安全性，含有綠茶萃取物的產品似乎和肝臟損害有關。一般認為，當人們空腹消化這種物質時，風險是最高的。（但是喝適量的綠茶並不會造成這種危險。）

討論完茶，我們就可以來討論咖啡了，或者，尤其是綠咖啡豆萃取物，這是減肥藥常見的成分，由奧茲醫生發揚光大。（稍後我們再來討論這一點。）綠咖啡豆是還沒有經過烘焙的咖啡，所含有的化合物綠原酸（chlorogenic acid）比例更高，而有些研究認為它對體重有正面的影響。就像綠茶和烘焙過的咖啡豆一樣，綠咖啡豆也含有咖啡因。

在一份包含十五項隨機測試的文獻審查中，伊朗研究者們發現，綠咖啡萃取物減重的效果比安慰劑要好。但是其中的差異不到一點五公斤，非常微小。所有的研究也都是小型、短期的，大部分的品質也都很差。另一項研究則做出結論，由於研究裡的研究方法有其缺陷，「綠咖啡萃取物並無法被證實是安全或有效的減肥療法」。

減肥食品中的其他成分就無法一一列舉了，因為不停有新的成分出現。有些宣稱可以促進代謝，其他則理論上能壓抑食慾、影響脂肪的形成或分解，或者阻止吸收食物中的碳水化合物和脂肪。不可能完全舉出所有出現在產品中的成分，但以下還是挑了廠商時常會添加的七種。

1. 肉鹼：這種物質會由身體製造，也能從食物中吸收，尤其是紅肉。有些測試顯示它會非常微量地影響體重，且影響會隨著時間而消退。有些徵兆暗示肉鹼也許和心血管疾病的風險上升有關，但沒有絕對證據。

2. 鉻：一種礦物質，通常會以吡啶甲酸鉻的形式出現在減肥食品中。有些研究發現它與較低的體重有關，但也只低了一點點而已。一份審查稱相關證據「不足以」支持它在減肥中的應用方式。

3. 共軛亞油酸（CLA）：這是一種脂肪酸，通常會出現在牛肉和乳製品中。在幾份研究中，它對體重有微弱的影響，但在其他測試中（包括品質更高的測試），它都沒有使體重有任何進步。

4. 毛喉素：它是毛喉鞘蕊根部中的一種化合物，這種植物和薄荷很相近。只有幾場測試是在研究它的效果，全部都很小型，而且結果也不一致。

5. 藤黃果：這是一種原產於亞洲和非洲的水果。它的外皮富含一種叫作羥基檸檬酸的化合物，被人認為是有效的成分。有幾項研究發現它會影響體重，但其他研究就沒有了。含有藤黃果的產品已知與肝臟損傷和精神疾病有關，不過其他成分可能也有影響。

6. 聚葡甘露糖：一種水溶性纖維，是從蒟蒻的根部所提煉出來的。它可以吸收約自身重量五十倍的水，也許會使使用者產生飽足感。整體而言，針對它與體重的關係，研究結果還很分歧。一份匯整了八份測試的分析顯示，它對體重沒有任何影響。

7. 覆盆子酮：一種覆盆子萃取物，通常用來當作調味劑使用。目前還沒有人體實驗證明它有減肥的功效。有些研究者提出警告，食用高劑量也許會對心臟造成傷害。

整體而言，從有限的證據來看，我們只能說，減肥食品中有少數成分也許會在短時間內帶來幾公斤的減重效果，但我們不知道長期來說到底有沒有效。讓人更沒有把握的是，不同產品中的成分含量高低不一，有些標示上也只是毫無幫助地寫著「主要配方」。此外，減肥食品通常都會把幾種不同的成分組合在一起，而我們也多半不知道這樣的組合方式會對效果產生什麼影響。

安全性也有一樣的問題。儘管目前可見的證據也許都顯示單獨使用某一種成分時，只有少量或甚至沒有副作用，但當組合在一起時，會發生什麼事？也許某些化合物對彼此產生的反應會對人體有害。但因為還沒有足夠的測試，或甚至沒有測試，所以我們也看不出來。

我們只知道某些特定的成分會和處方藥品產生作用。例如說肉鹼也許會影響甲狀腺替代激素的效果；吡啶甲酸鉻與糖尿病藥品混合在一起時，也許會導致低血糖；而毛喉素也許會干涉抗凝血藥物的治療效果。但減肥藥物的成分表通常不會包含這些資訊。

簡而言之，吃藥減肥是非常莽撞的行為。如果這些產品都必須達到藥品認證的安全與有效性標準，那麼就算有通過的，也只會有非常少數能夠問世。

迷思或真相：蛋白粉可以幫助減肥？

蛋白質通常被推薦為體重友善的產品，因為它會讓我們產生飽足感，也會降低飢餓感。此外，我們的身體在消化蛋白質時，消耗的熱量比消化碳水或脂肪都多。整體研究顯示，短期內吃越多蛋白質（而整體的熱量保持一致），也許可以更加強減肥效果，並保留更多的除脂體重。但額外的蛋白質長期而言究竟有沒有用處，研究結果就參差不齊了。舉例來說，在一份研究中，一百五十位已經成功減重的人，被隨機指派每餐都吃三種蛋白質粉末的其中一種──乳清蛋白、乳清蛋白加鈣或豆粉，或是一種沒有加蛋白質的粉末。（粉末加入奶昔或湯品中。）經過六個月後，所有組別增加的體重都相同。

儘管粉末是補充額外蛋白質的好方法，但它並沒有什麼魔幻力量。舉例來說，把它加入六百卡的加糖奶昔中，奶昔並不會因此變成體重友善的食品。但蛋白粉所做成的奶昔如果是用來替代點心，或是搭配燕麥片來增加飽足感，就會比較有益處。

老調重彈

一九一四年，《好管家（Good Housekeeping）》雜誌中的一篇文章大力譴責眾多減肥神藥都毫無價值或十分危險，以及不肖商人是如何利用欺瞞的技巧來銷售產品。文章〈誤以為會變瘦〉的其中一位共同作者哈維．威利（Harvey Wiley）醫生孜孜不倦地推廣安全食品與藥品的重要性，他的努力最終也促成了食藥署的成立。在這篇文章中，他揭發了不肖商人的騙術是「老掉牙的騙術採用新包裝，搭配不可思議的科學解釋，證明它們如何運作、有多無害和多有效」。

文章中寫到，這些郵購產品的廠商「變得越來越有錢，因為自以為是的政府讓他們打這種廣告」。

減肥食品的廣告都稱這些藥品都是「以科學方法製造」，可以「快速」去除脂肪，而且「不必節食，不必運動」。這些神藥都「百分之百安全」，而且「保證有效」，否則退費。

快轉到今天，減肥食品也都說是「科學配方」，可以「立即見效」，而且「不用節食或運動就能燃燒更多熱量」。廣告宣稱它們「沒有副作用」，並提供三十日退費的保證。

威利醫生如果知道事情幾乎沒有改變，大概心都要碎了。

一九九四年，營養食品終於受到一個名為《膳食補充劑健康與教育法》（DSHEA）的法案規範。雖然它禁止廠商宣稱某種產品可以治療、防止或治癒某種疾病，但DSHEA卻允許他們說某個營養食品可以「維持」、「支持」，或是「促進」普通的功能運作。這對大部分的消費者來說，基本上是毫無意義的區別。

基本上，法律對營養食品都是抱持無罪推定的態度——跟藥品規範的方式正好相反。他們不會要求廠商在推銷前先證明自己的產品安全又有效。DSHEA把這個責任交在食藥署手上，要他們去證明某個產品有危險性、應該要被市場下架，而這個過程通常需要經過漫長的法律之戰。

營養食品的廣告屬於聯邦貿易委員會的管轄範圍。阻擋不實廣告也需要採取法律行動，而貿易委員會沒有資源去一一追捕眾多的違法廠商。

不過還是有些人被抓到了，而且還被迫繳納罰款。在貿易委員會追查的目標中，有以下幾個案例：

- **「瘦回高中時。」**

這是很多廣告的主打句，宣稱某個產品可以在不改變飲食或生活習慣的前提下，讓人甩掉至多八十二公斤。該公司的共同創辦人之一曾經出現在收音機廣告和電視資訊型廣告上，同意永遠離開減肥市場。但他的產品至今仍在市場上流通（只是用更低調的宣傳方式），而有著該共同創辦人的宣傳影片，至今也仍在 YouTube 上。

- **「繼續吃你愛吃的食物吧，你還是能減重和縮小腰圍。這是我們的保證！」**

這是兩個營養食品品牌中諸多誇大宣傳的其中一條，品牌由一對夫妻檔共同銷售。他們也遭指控無法確實執行他們的「零風險」試用期條款。等到顧客們簽約後，商販便從他們的信用卡扣款八十元美金，而且每個月都在沒有經過他們同意的狀況下扣取月費，退貨或取消訂閱的流程也很麻煩。

- **「嗨！CNN 說這是最好的喔！」**

這是一封廠商用來推銷毛喉素和其他減肥食品的詐騙電子郵件。首先，他們出錢駭入別人的電子郵件，然後將詐騙郵件藉由那些帳號發出，使這封信看起來像是從大家的聯絡人寄出的。這些郵件會引誘消費者點擊像是新聞來源的網頁，但其實並不是。這些虛偽的新聞網站上會有人們的見證，宣稱自己在一個星期內瘦了兩公斤，或偽造是歐普拉代言的。

．**「不用改變飲食或運動，輕鬆減掉體重的百分之十。」**

這是一間販售綠咖啡萃取物的公司所發出的新聞稿，內容啟人疑竇。一開始，這間公司從印度聘請了一位研究員為他們的產品建立一場測試。這份測試品質極差，也無法發表，所以公司又付錢請了兩位斯克蘭頓大學的教授除重寫整份研究。他們作出結論，吃下綠咖啡豆的人平均減了九公斤。正式發表後，奧茲醫生則在自己的專案中大肆宣揚這份研究的成果——「難道這就是可以幫助大家融化多餘體重的魔法減肥豆嗎？」這間公司靠著奧茲醫生對綠咖啡萃取物的吹捧而賺進不少銀兩，並發布了一篇新聞稿，強調這個「驚人的」發現。但聯邦貿易委員會表示，這間公司「早就知道，或者應該要知道，這份拙劣的研究什麼也沒有證明」。最後，這份研究也被除名了。

雖然這些案例只是一小部分的違法行為（大部分違法行為都逃過了貿易委員會的查緝和懲罰），但還是展現出某些減肥食品常見的誤導策略。最基本的就是誇大的言詞，宣稱你可以減掉多少公斤、可以減得多快，或者完全不改變飲食習慣也能減重等等。推銷廣告上通常也會有漂亮的模特兒照片，誤導地暗示如果你吃他們的減肥食品，你也可以擁有平坦的小腹和緊實的大腿。

滿意使用者的使用前和使用後對比照也很常見，但這通常並不是大多數使用者的體驗，或者是經過修圖或完全捏造出來的。使用者的見證或亞馬遜網站上的用戶評論也有可能是假的，名人代言也一樣。

此外，製造商通常會吹捧減肥食品有「臨床效果證明」。這指的多半是未出版的研究，而且是廠商為了行銷而出資的，不會真的證明有效性。在某些案例中，那些研究只有實行在實驗試管中或是動物身上。還有一些案例則是小型的短期人類實驗，使用的研究方法也很不可靠。另外，有些研究測試的不是特定營養食品，而是營養食品中的某種成分，也許劑量不同，也許測試的甚至是含有其他添加物的別種產品。

製造商也會試著用醫生或科學家的代言來支持他們產品的科學基礎，但這些專家通常收過廠商的錢，並不客觀，有些人的可信度也非常值得懷疑。

用很技術性的詞彙，例如「生熱」、「解脂」或「酮症」來解釋減肥食品是怎麼運作的，也是用來增加產品科學可靠性的伎倆之一。那些用字天花亂墜或看起來像製藥名稱的主要成分其實也是如此，因為它們通常都只不過是咖啡因、咖啡豆或其他常見的成分而已。

至於安全性的部分，營養食品的廠商會試著強調自己的產品很「天然」。但請記得，就算廣告上有植物或水果在自然狀態下的照片，營養食品中所含的成分通常都來自工廠，而不是農田。舉例來說，減肥食品中的覆盆子酮並不是從真的覆盆子裡萃取出來的，因為那樣會消耗非常大量的莓果，成本太高。這種化合物都是在實驗室裡人工合成的。最後出現在減肥食品中的成分含量或許會比從五百克的覆盆子中萃取出的含量高上一百倍，也還沒有經過足夠的安全性測試。

就算產品成分是真的直接來自自然界產物，劑量也相對較低，也無法保證它們就很安全。畢竟，毒芹是自然產物，有毒蘑菇也是。

認為減肥食品可以同時非常有效又沒有風險是許多銷售手法的潛台詞，這個概念本身就違反了基本的生物法則。如果一個物質強烈到能夠對代謝、減脂或其他功能產生有意義的改變，那它就會強到帶來副作用，至少在某些人身上一定會有。就算它是「天然的」，也不會改變這個事實。

我要表明清楚，我的重點並不是要說所營養食品都沒有價值、都有傷害性，或是所有廠商都是騙子。研究確實證明維他命和魚油等營養食品對某些狀態的人是有好處的，也有很多德高望重的公司在銷售這些產品。但不幸的是，減肥食品通常只有一點點效果，或甚至完全沒有，而且市場上充斥著不肖業者。我們很容易受到迷惑，而疲軟無力的規範系統也沒辦法適當地保護我們。

耶利米的旅程

當耶利米走進營養食品店時，他想要為一個困擾了他一生的問題找個快速的解法。

耶利米還有六個兄弟姊妹，他們家一直都很重視食物分量大於食物品質。冷凍食品、速食和美乃滋三明治（這是耶利米的最愛）是他們家餐桌上最常出現的食品。他的家庭都是用高脂肪、高碳水和高糖分的餐點來慶祝節日或成就。耶利米說他們家「活著就是為了吃」。他和他的全家人都過重。

在孩提時期，耶利米的體型使他難以跟上同儕的肢體活動，這使他成為大家欺負的對象。這些取笑使他以自己的身材為恥。他穿著寬大的衣服，掩飾自己的體態，也從來不在家人以外的對象面前脫衣。

在青少年時期，耶利米決定要做點什麼來減肥。減肥食品感覺像是個理想的方法——吃幾顆膠囊就可以看著體重慢慢流逝。至少廣告上是這樣說的。

當他走進營養食品店時，他想要找覆盆子酮膠囊，那是他在廣告上看見的成分。營養食品的宣傳上沒有提到飲食習慣的事，耶利米便認為他就算繼續吃點心棒、能量飲料和其他垃圾食物，這種小藥丸也能幫助他減重。但營養食品卻沒有達到宣傳的效果，耶利米也沒有體驗到明顯的減肥成效。

一段時間之後，他便拋棄了藥丸，改試其他快速解決法，包括睡在垃圾袋裡。（對，真的有這種偏方。這很危險，而且一點用也沒有。）證實這些做法無效後，耶利米又再度回到營養食品店。這次他想要找一種複合「燃脂」配方，但這種產品只帶來一波精力爆發，接著疾速下降，但還是沒有讓他減重。他把這次失敗怪在自己身上。「我記得我照鏡子時，只覺得噁心。」他說。「然後就是自我厭惡。我一直很自責。」

因為太太換工作的關係，耶利米跟著她搬去了另一個州，但兩人後來卻離婚了。這次人生危機促使耶利米用更健康的方式來面對體重問題。

他在這些年間看見不少可靠的營養與健身資訊，但遲遲沒有動作。他把這些知識和更多研究與健身教練的建議結合在一起，並開始規劃自己的營養與運動計畫，而且要是可以長期遵守執行的。其中一大突破，是他開始接受分量控制和替代物。「我熱愛洋芋片。」他說。「但我現在不會吃一整包好幾份的大包裝了，而是吃小包裝、分量只有一份的……或是我會吃爆米花，而不是洋芋片。」而耶利米小時候熱愛的美乃滋呢？他也改成鷹嘴豆泥了。

這真的有效。在開始了新計畫之後的六個月內，他的身體就變瘦也變強壯了，他也變得更有自信。回首自己與減肥藥的淵源，耶利米只覺得好笑。他現在知道，快速的解法永遠也不可能取代生活方式的改變。

益生菌有益於減肥？

就像在第二章提過的，有些研究顯示，肥胖的人腸道中的菌種通常和瘦的人不一樣。這使人開始認為，可以透過營養食品和優格這類食物獲得的益生菌能幫助改變微生物群相，進而控制體重。雖然針對老鼠所做的研究支持這一說法，但人類測試的成效卻不一致。有些研究發現益生菌可以稍微減輕體重，但其他研究卻顯示無效，或甚至造成體重上升。其中一個使結果參差不齊的原因是，這些測試使用的益生菌都不是同一種（益生菌有很多不同品種），攝取方式不同（藥丸或是食物），劑量也都不一樣。此外，這些都是小型研究，許多例子也都設計得不好。因此，如果益生菌真的有效，也很難說哪一種對體重控制最有效果。目前為止，最好的方式是在飲食中加入大量纖維，因為已經有些研究證明纖維可以影響微生物群相。

藥丸推手

歷年來，醫生都在推廣控制體重的藥丸，而且通常都違背了他們「首先，不造成傷害」的道德義務。舉例來說，在十九世紀末，他們就開始開立甲狀腺粉萃取物的處方藥物來控制體重，因為他們誤認為甲狀腺機能障礙是導致肥胖的主因。這樣的治療帶來的副作用包括心悸、虛弱和緊張（這是甲狀腺激素過多的症狀），而醫生們則試著將甲狀腺粉萃取物混合砷、番木鱉鹼或心臟病用藥毛地黃。不用說，這種用藥並不是對每個病人都有效。

一九四〇年代，人們迎來了彩虹藥丸——這個名稱來自它們有各種不同鮮豔的顏色。這些藥丸包含了各種不同的成分組合，包括甲狀腺激素、安非他命、利尿劑，還有瀉藥，此外還有巴比妥類藥物和其他藥品，好應付副作用。廠商將這些藥品賣給醫生，醫生再直接配藥給病患，使許多醫生的收入大增。

儘管主流醫藥界對這些藥品的使用不以為然，醫生們還是繼續販售了好幾十年，而且通常都是在專門的減肥門診。這段時間中，砷的危險性變得越來越明確，彩虹藥丸所帶來的嚴重副作用與死亡案例也越來越多，但食藥署卻沒有採取行動。最後，一九六八年的參議員調查，終於引起全國人民對藥物危險的重視，食藥署也終於開始打擊這些藥品。一九七〇年代時，彩虹藥丸大多消失於美國國境內。

二十年後，又出現了另一波用藥風潮——芬飛（fen-phen），這是一種處方食慾抑制劑氟苯丙胺（又稱龐德明）與芬特明組成的藥物。年復一年地躲藏在陰暗裡後，這種藥物終於在一九九二年時突然暴紅，因為有一份研究顯示，持續服用使人平均在兩年內減下了超過十二公斤，而且幫助人們在將近四年內都沒有復胖。

這種藥物沒有獲准長期使用或是與其他藥物併用。但醫生可以隨意以不受許可的方式開出處方許可藥物，這叫作藥品仿單標示外使用。而當新聞開始散播這個驚人的發現時，醫生就開始開藥了。

不論是私人診所、減肥中心或大學醫生都跳上了順風車，發放此一藥品。減肥藥診所（所謂的非法藥物診所）在全國遍地開花，大家都搶著靠這一波驚人的需求大賺一筆，尤其是那些只想要減掉幾公斤的人。一個家庭醫生開了十八間連鎖診所，他告訴《華爾街週刊》，他的企業一年可以賺進一千五百萬美金。一位擁有二十四間診所的麻醉科醫生向《華爾街週刊》吹噓道：「你很可能是在跟下一個億萬富翁說話喔！」

一九九六年時，醫生們總計已經開出了超過一千八百萬張芬飛的處方藥單，還有好幾百萬張則是開立剛獲得許可的新版氟苯丙胺，叫作瑞達斯。有一名醫師寫了一本書，在封面上吹捧這種藥，稱之為「本世紀最大的減肥發現」。

但一九九七年，妙佑醫療國際在《新英格蘭英國醫學雜誌》中發表，他們在二十四名服用芬飛的婦女身上發現了心瓣膜異常的症狀，這股熱潮便瞬間破滅了。很快地，食藥署就開始接獲更多案例，也包括那些服用瑞達斯的使用者。在一份兩百九十一名藥物使用者的測試中，他們發現有三分之一的人心臟瓣膜都有受損，這種藥物便被判了死刑。在食藥署的要求下，製造商將氟苯丙胺和瑞達斯全面下架，將「芬飛時代」畫下了句點。（但芬特明並不會帶來這種副作用，之後也繼續販售，就如以下所述。）

近幾年來，安全性的考量使其他減肥處方藥也開始消失，例如Lorcaserin（沛莉婷），在二〇二〇年發現它與癌症有關後，它就全面退出了；還有前面提過的西布曲明（Meridia），則和心臟病與中風風險上升有關。

目前（也就是寫作本書時）還在市面上流通的藥品如下：

- Bupropion/Naltrexone（Contrave）：這是一種將抗憂鬱劑與治療酒癮和藥癮的藥物混合在一起的藥品。可以減低食慾、控制對食物的渴望。
- Liraglutide（善纖達 Saxenda）：這是一種注射藥物。它會模仿激素通知你的大腦你飽了，藉以控制食慾。
- Semaglutide（Wegovy）：它的用處與善纖達差不多。兩者屬於同一類別的藥品，也都是用來治療第二型糖尿病的藥品。
- Orlistat（羅氏鮮 Xenical）：也會直接在藥局開架販售較低劑量的版本（稱之為 Alli）。可以阻絕脂肪吸收。
- Phentermine/Topiramate（Qsymia）：芬飛裡的芬達明，現在則與一種癲癇治療藥物組合在一起。這種組合會壓抑食慾，但人們還不明白其背後明確的機制。

這些藥品本來只是要給肥胖或是過重，且患有糖尿病的人使用，在十二個月的測試中，這些人能比在節食與生活習慣諮詢門診中多減掉二點五公斤至十公斤（依藥品差別而有所不同）。最新獲准許可的 Wegovy 在前期研究也顯示或許會更有效果。服用這些藥物的人可能至少減少百分之五的體重，而且會持續減重。

但這些好處是有代價的，它們都有一長串的副作用。每一種藥的副作用都不盡相同，但最常見的是腸胃道問題，例如反胃、腹瀉、便祕、嘔吐，還有頭痛、口乾、味覺混亂，以及皮膚發癢。高好發率的副作用使實驗半途而廢的比例高達百分之四十五。

所以，雖然這些藥品對某些人有用，但它們可不是鬧著玩的，也不是什麼神仙丹藥。服藥的人們還是必須改變飲食和生活習慣，才有可能長久地持續下去。知道這些限制後，許多醫生就不太願意開立藥物了。根據一項估計，肥胖人口中，只有不到百分之三的人在靠藥物減肥。

醫學界有些人認為這是個問題——一個有效的減肥工具沒有被好好利用。也許如此吧。但或許這象徵著醫生們終於從過去一百多年裡減肥藥層出不窮的危機中學到了教訓。不過，看看更多正在研究中的藥物（有些則已經被推崇為「顛覆傳統的發明」），我們也只能懷抱希望了。

有些特定的激素分泌確實會影響體重和身體組成。舉例來說，伴隨著更年期，女人體內的雌激素下降，更容易導致腹部脂肪堆積。男人體內的睪固酮量隨著年齡降低，也會有同樣的影響。而體重增加則是甲狀腺機能低下的症狀之一，這是甲狀腺無法分泌足夠甲狀腺素的狀況。服用激素或許能夠適當促進某些真的過低或更年期的激素狀況，但是作為體重控制的策略，風險卻高得無法接受。舉例來說，一個「黑框警告[3]」就提出警示，甲狀腺素不可以用來減肥，因為過多的甲狀腺素會導致「嚴重甚至致命」的影響。雌激素替代療法可能提升女性失智、心臟病與中風的風險，有些研究也認為睪固酮療法會帶來心血管問題。

儘管不斷有相反的說法，但沒有任何證據顯示複合式藥房所開出的「生物等同性」激素比較安全或比較有效，也沒有明確證據能證明減肥食品裡的自然成分可以「再平

3 美國處方藥包裝說明上的一種警告格式。

衡」這些激素。比較好的做法是專注在生活習慣上，例如計畫健康飲食、規律運動（包括阻抗訓練）、適當睡眠，還有控制壓力。（關於這些部分，請見第八章。）

蠻荒之地

在二〇一四年的國會聽證會上，參議員們嚴厲地斥責奧茲醫生不斷在自己的節目上，用「魔法般的」或「奇蹟般的」字眼來形容減肥食品。

「我不知道你為什麼一定要這樣說。」參議員克蕾兒．麥卡斯基說。「因為你明明知道那不是事實。」

立法者們提出這個質疑是對的，因為奧茲這樣浮誇地讚揚那些有問題的成分，例如綠咖啡萃取物、覆盆子酮和藤黃果，不斷在助長它們的人氣，進而造成了更大的問題。他辯護自己相信這些產品的功效，也應該有權使用他稱為「華麗辭藻」的詞語形容它們。這種說法實在無法令人滿意。

但如果這些民選出來的領導人想要真的找到罪魁禍首，他們就應該照照鏡子。DSHEA是由參議院通過的法案，主導這些營養食品的規範卻造成了如同蠻荒之地的減肥藥市場，執法人員一點權力也沒有。立法者們無法解決自己所種下的因，使手無縛雞之力的我們落入了現代奸商的魔掌，並為控制體重的努力埋下風險。

其中一種可能的結果是我們浪費了一大堆錢在無效的治療法上。那些資金應該要更有效地運用在健康食品、營養諮詢或針對減肥所做的行為治療等方面。

此外，我們也可能使自己的健康陷於不利之地。一份研究分析了因為保養品副作用而進急診室就醫的病患，發現女人進急診最常見的原因就是減肥藥。對減肥藥的男性與女性使用者而言，最常見的症狀是心血管相關的問題，例如胸痛、心悸。事實上，醫院發現這些副作用更常與減肥藥有關，而不是處方開立的興奮劑。

我們知道副作用有可能是標示上的「天然」成分所引起的，也有可能是標示上沒有的、矇騙過關的成分所引起。但我們已知的部分很可能只是冰山一角。減肥藥廠商沒有被要求測試安全性，而食藥署用以回報營養品不良事件的自主性系統（稱之為CAERS）則充滿了漏洞，也根本沒有好好加以利用。

如果我們對於潛在的傷害沒有適當的認知，就沒有辦法衡量利弊，並對減肥食品做出理性的判斷。因此，我們也許會更容易成為行銷手法的受害者，並無意中傷害自己的健康，對體重卻只有一點點影響，甚至完全沒有。

減肥食品可能還有另一種更隱晦的方式會領導我們走上歪路，也就是摧毀我們的飲食自控能力。一份針對想減重的女性所做的研究證明了這一點。研究者隨機發放減肥藥（其實是安慰劑）還有真正的安慰劑（領到的受試者一開始就知道是安慰劑）給參與者。吃過藥之後，研究者讓這些女性吃一頓吃到飽的午餐，她們進食的狀況則受到監控。那些相信自己吃了減肥藥的女性會吃更多食物，也比較樂意選擇不健康的食品，例如餅乾、薯條和汽水，那些知道自己吃了安慰劑的人則會更謹慎。

這種現象，就和我們看見有「健康光環」的食品時一樣，人們會錯誤地相信自己更有資格多吃。減肥食品同樣也會讓某些使用者認為自己更有權隨便吃，因為他們會靠藥物來控制體重。如果他們相信某種產品可以不靠飲食調整就減去體重，就更有可能隨心所欲地吃。

如果你想要嘗試某種減肥藥，就不要抱持太大的期待，並記得你還是要注意自己吃下肚的東西。如果你正在服藥或正在接受治療，請和健康照護機構或藥師討論，以免減肥食品與你的治療互相干擾。

如果你準備接受處方開立的減肥藥，也正在考慮中，那麼請你與供藥方一同小心審視利弊。雖然藥品可以為某些人帶來好處，但它們卻不能取代健康飲食或其他體重控制的方法。

從 DNP 到 DMAA、芬飛到毛喉素，還有砷和羅氏鮮，減肥史上對於一罐解決的追求從十九世紀就開始了。儘管詐騙、虛假的承諾和致命的後果層出不窮，我們之中還是有許多人繼續懷抱希望，認為某種藥丸或藥水能夠成為我們的救星。也許醫藥科學總有一天可以達成這個願望，找出一種超級安全又超級有效的減肥藥。但目前為止，我們最好把信心放在飲食與生活習慣的調整上——這是許多人難以下嚥的真相。

該怎麼做？

- 帶著懷疑的心來面對減肥食品的宣傳，並記得這些產品都有風險。
- 如果你想要嘗試某種營養食品，請從商譽良好的賣家購買。盡量找那些清楚標示出主要成分分量的產品。檢查這個產品是否經過 Comsumerlab.com 或 Labdoor.com 的測試。這兩個組織都會分析產品，檢查它們是否真的含有標籤上所標示的成分，或是否含有雜質、藥物成分或其他未公開的成分。

・如果你的體重和健康狀況使你有資格使用處方減肥藥，請和醫療提供者討論藥品的利與弊。

第七章

不真實的理想

如果你剛好去俄亥俄州的哥倫布旅行，突然又覺得很想量體重，克里斯多福・史提爾（Christopher Steele）應該會有一台你可以用的體重計。事實上，他有一百五十台。只是記得要帶一枚一分錢硬幣。

史提爾擁有美國史上最早的一批投幣體重計。這些機器一八八〇年代就出現在美國，最後變得無處不在，從銀行、火車站到藥妝店和電影院，隨處可見。有好一段時間，這些投幣體重計是除了去醫院之外，唯一可以讓大部分的人確認自己體重的方式。和現今量體重會產生的負面情緒不同，多虧了廠商的小裝置，站上投幣體重計其實有趣又娛樂。消費者們也許會看到自己的體重、玩猜猜樂（包括猜自己的體重），或者收到印出來的實體票券，上面有可供搜集的電影明星照片。有些體重計會說話，會大聲唸出測量者的重量——現代人看到這個功能，大概會嚇得半死。

有些機台也會顯示關於體重的健康資訊。舉例來說，史提爾的其中一台體重計就寫著標語：「腰圍就是健康線。每天量一次體重。」另一台則畫著一個墓碑，寫著這樣一句短詩：「為粗心的凱特掉一滴淚吧。她忘了照看自己的體重了。」

一九三〇年代時，投幣體重計達到了顛峰。根據史提爾的說法，它們一年帶來了十億美金的收入。但在二次世界大戰之後，這些體重計的熱度就一去不復返了，因為家用體重計開始崛起，讓人們可以在家中脫光衣服後再量體重。

今天的家用體重計多半有著高科技的功能，包括藍芽，還有可以讓你用手機、健身裝置、智慧型手錶或智慧型音箱（這是現代版又沒那麼羞恥的說話型投幣體重計）追蹤讀數的應用程式。有些體重計可以將使用者分門別類，並且在你踩上去時就自動辨識出你是誰。此外，還有很多體重計也會提供其他方面的讀數，包括體脂率、肌骨淨重、代謝率、「身體年齡」和心率，基本上除了你的鞋子尺寸和智商之外，其他什麼都能測。

我們用來測量自己體重的科技，就和生活中的其他領域一樣，已經有了長足的進步。但是我們解讀數字的方式卻沒有。為了要決定每個人應有的體重，醫生與減肥專家很依賴各種工具，但這些工具卻沒有比一百年前掛在投幣體重計上的簡單體重對照表來得成熟。有時候，現今的體重量表反而對我們的健康帶來了過度的警示，有時候則給我們錯誤的保證，把那些代謝上並不健康的人視為「正常」。

此外，流行文化對身體尺寸所設下的標準，根本不是大多數人可以達到的。這種對「理想」狀態的扭曲觀點，通常會使人對自己的體重有不切實際的期待，並會在我們無法達到那個不可能的目標時，帶來失望與自責。這或許也會使我們過度重視體重計上看見的數字。

不斷改變的標準

理想體重的概念是來自於壽險產業，二十世紀初期，保險公司發現他們三十出頭到三十五歲的被保人中，如果體重高於平均體重，死亡率也較高。（至於更年輕的人，體重過輕則和較高的死亡率有關，因為染上結核病的可能性更高。）

一開始，保險公司建立了身高與體重表格，顯示出平均體重，但接著他們的標準便改成了理想體重——也就是死亡率最低的體重。認為每個人都應該以某個特定體重當目標的概念，在一九四〇年代早期真正傳開，起因是大都會人壽根據性別、身高和體格發表了一份成年人的理想體重範圍表。以一個體格中等的一百六十三公分女人而言，理想體重是五十六公斤到六十公斤；對一個中等體格的一百七十五公分男人而言，理想體重則是六十七公斤到七十二公斤。

除了強調這個範圍是針對二十五上人士之外，大都會人壽的表格並沒有把其他的年齡差異考慮進去。也就是說，七十五歲的人應該要跟一個二十五歲的人一樣重。而且，這份量表也沒有考慮到種族或人種。儘管這份表格所使用的精算數據絕大多數都是來自於白人被保人，但這份推薦體重理論上是要適用於所有人的。此外，體格是小、中或大的尺寸定義也很模糊。

無論如何，醫學界接受了這份保險表格，社會大眾也是。在這麼多年中，表格不斷更新，卻仍然是好幾十年以來人們奉為行為準則的體重標準。

但並不是所有人都照單全收。批評聲浪中，其中一人是安塞爾．基斯——也就是第一章提過的，將飽和脂肪與心臟病連結在一起的學者。一九七二年時，從超過七千四百名男人身上取得了數據資料後，他分析了幾道表明體脂肪的數學公式，最後得出了一個冠軍公式，也就是身體質量指數。這只不過是老觀念套上新名詞罷了。

這個計算方式一開始被稱為凱特萊指數，是一八三二年時由比利時數學家阿道夫．凱特萊（Adolphe Quetelet）所發明的。凱特萊想要定義「平均」男人的各項數值，便搜集了許多身高體重的數據，並發明出一個體重除以身高的二次方的公式，以此比例來對應鐘形曲線的數值分布。

凱特萊是個博學多聞的人，研究範圍囊括天文學、社會學和犯罪學。但醫學卻不在此列。他不是個醫生，他的指數也不是為了檢視一個人的體重或健康而發明的。這是一個統計工具，只是用以描述人口組成而已。

但多虧基斯將凱特萊的成就復甦又重新命名，身體質量指數（或稱 BMI）很快就成了將人們以體重分類時的標準尺度。一九八五年，在一份專家針對肥胖人士所做的報告裡，國家衛生研究院正式推薦醫生使用 BMI 值來評估病患，並稱之為「一個簡單的測量工具，與其他肥胖測量的結果高度相關」。

我不確定這有多簡單就是了。BMI 值是用體重的公斤數除以身高的公尺數平方。你也可以用磅數來計算體重，用寸數來計算身高，最後再將數值乘上七百零三。你覺得呢？

簡單的是，BMI 指數只需要身高和體重這兩種數值就可以計算了，也有許多表格和網路計算機可以幫你做運算，解讀結果的方式也看似十分容易。BMI 介於十八點五到二十四點九之間都是正常體重；二十五到二十九點九則代表你過重；超過三十以上則代表著肥胖。

事實上，這些整齊的區分其實很獨斷，而且一點小小的改變就會嚴重地影響人們的分類。一九九八年時，國家衛生研究院將正常與過重之間的界線微微下修，與世界衛生組織的分界一致。而有兩千九百萬名原本被分類在正常體重的美國人，明明一公斤也沒增加，卻突然全都成了過重人口。

有缺陷的指標

BMI指數分類的獨斷程度只是這項工具的短處之一。儘管它的流傳十分廣泛，從醫生到營養師和健身教練都相信它，但BMI指數還是有幾個缺陷，會誤導我們對體重與健康的認知。

BMI本來是要用來辨認哪些人身上有過多的脂肪，這才是導致健康問題的元凶。但這個指標沒有把脂肪和體重的其他組成分開，例如肌肉和骨頭。因此，一個肌肉結實的運動員儘管體脂相對較低，但BMI指數可能會很高，進而被貼上「肥胖」的標籤。

相反地，肌肉量較低但內臟脂肪相對較高的人也許會落在「正常」的範疇中。事實上，研究顯示，BMI 值的算法會錯估一半脂肪量超標的人。這對年長者來說更是嚴重，因為我們隨著年齡增長，通常會增加體脂肪、流失肌肉，就算體重沒變也一樣。但就像最後被取代的身高體重表一樣，BMI 值也沒有把年齡考量進去。

種族也是。BMI 值是從測量歐洲白人得來的公式，而在體重分類之間進行通用劃分，沒有根據人種做調整。對黑人來說，結果就很不準確了，因為黑人的骨頭和肌肉量平均都比高加索人高，因此他們的 BMI 指數更有可能會高估了肥胖。另一方面，亞洲人的身體組成則會使 BMI 指數低估體脂肪。

另一個問題是，BMI 也不會顯示脂肪分布於何處。就像之前討論過的，內臟脂肪（深埋在肚子裡、以較大的腰圍呈現的脂肪）造成心臟疾病、糖尿病與其他健康問題的風險較高。與過量腹部脂肪所造成的「蘋果型」身材相反，擁有「梨型」身材（代表脂肪主要集中在髖部、大腿或臀部）並不會造成這種風險。雖然女性的體脂更有可能比男性高，但她們比較不容易堆積內臟脂肪，這是 BMI 無法捕捉到的重要差異。

有了這些限制，我們就能知道，BMI 值並非一直都是健康狀態的好指標。在一份包含了超過四萬名成人資料的研究中，研究者根據參與者的血壓、膽固醇、胰島素抗性以及C反應性蛋白（這是測量發炎反應的指標）的數值，來分類參與者的代謝健康。有一半被BMI值歸類在過重的人其實代謝非常健康，但「正常」體重的人裡，有將近三分之一都代謝不健康。研究者預估，以BMI值為準的話，全美國會有將近七千五百萬人的代謝健康會進入錯誤的分類。

當然，在這份跨領域的研究中所做出的代謝測量只是當時的數值，並不能直接預測接下來幾年或甚至幾十年後的結果。有些研究追蹤了這些參與者，發現代謝健康但被BMI值認定為肥胖的人，最後發生心血管問題或糖尿病的機率，高於那些代謝健康、體重又正常的人。

無論如何，事實是，BMI是個源自於十九世紀的粗糙工具，經常無法精準測量它理當測量的數值。BMI值有多不準確早已不是祕密，無數研究都證明了它的不足之處，但減肥產業裡還是有許多人推崇它。其中一個原因是慣性，積習難改。另一個原因則是，其他算法的公式都比只算身高與體重的算法複雜太多了。

其中一個替代方案是計算腰圍。研究顯示，就算是BMI值落在正常範圍內的人，如果有較大的腰圍，早逝的風險也越高。但要準確地計算腰圍比身高和體重難多了，根據布尺測量的位置不同，結果也會有所不同，也跟你有沒有縮小腹有關，你最後吃進肚裡的東西也會有影響。

此外，分類的標準也有爭議。雖然包括國家衛生研究院等許多衛生主管機關在內，都建議男性腰圍不該大於一百公分、未懷孕的女性也不該高於八十八公分。但有些人則認為，這種標準不適用於所有的人口，應根據不同族群和種族團體做調整。

有時候會同時測量腰圍與臀圍，好計算腰臀比。有時候也會比較腰圍與身高的比例。還有其他工具會將腰圍與 BMI 值組合起來。我們無法確定，把腰圍和其他數值加起來一起判斷，有沒有比單看腰圍來得更準確，就算有，與什麼數值合併才是最好的？這目前都還沒有定論。

而 BMI 值還繼續位居體脂肪測量工具之冠的最大主因是：沒有一個大家公認的對手來取代它。就如同醫生作者塞薇婭．卡樂蘇（Sylvia Karasu）所寫的一樣：「儘管在卡特萊十九世紀所發明的指數後，科學已經有了長足進步，我們還是無法方便又精準地測量我們的體脂量。」

迷思或真相：體脂計很準？

你可以買到家用體脂計，也可以在健身房找到。體脂計是依賴一種名為生物阻抗分析（bioelectrical impedance analysis）的科技，又稱 BIA。當你站上測量計時，它便會將一波微小而難以察覺的電流送過你的全身。脂肪會比肌肉產生更大的阻抗，所以阻抗越強，你的體脂就越高。體脂計將這個資訊輸入一個公式，再加上使用者輸入的身高、年齡、與性別，計算出你的體脂率。但這只是一個估計值，而且通常都不太準確。《消費者報告（Consumer Reports）》測試了六款家用體脂計，發現全部都不準，誤差值從百分之二十一到百分之三十四都有。對某些人來說讀數太低，有些人的讀數卻又太高。有很多因素會影響測量結果，包括體型、身體含水量，還有最近的運動行程。還有手握型的 BIA 裝置，但也沒有比較準確。

替代方案則是捏膚測試，用卡尺測量皮膚皺摺的厚度，但這樣也很容易產生誤差，因為它的準確率完全依賴測量者的技巧。更可靠的做法是水下體重與 DEXA 掃描，使用像測量骨質密度的低能量X光，但這些方式都比 BIA 計量和捏膚測試更不方便。

我看起來胖嗎？

當然，BMI值和其他測量方式，也不是判斷我們是否達到「正確」體重的唯一標準。社會觀感也扮演了很重要的角色。

二十世紀以前，理想的女性身體就像雕像和繪畫裡所記錄的那樣，是較豐滿的身形。但一八九〇年代，高大、腰窄的吉布森女孩出現後，審美觀就改變了。有二十年的時間，她就是廣大女性的理想化身，出現在報章雜誌上，還有日曆及其他商品裡。女人們對她的身材趨之若鶩。但沒人在乎這女人根本不存在，她其實是男性畫家查爾斯・達納・吉布森（Charles Dana Gibson）筆下幻想的產物。

咆哮的二〇年代則帶來了飛來波女郎（Flapper），纖瘦、拋棄了馬甲等維多利亞時代的束縛。豐滿的曲線退燒了，取而代之的是像青少年、幾乎男孩子氣的體態。為了能塞進當時流行的短而暴露的衣著裡，女人們通常便轉向了節食減肥。跟上這波風潮的減肥商品廠商開始大肆廣告（那是當時全新的手法），宣傳自己的商品效果，更加刺激需求，也更促進了大家對於纖瘦體態的嚮往。在勞拉・弗瑞澤（Laura Fraser）的書《減掉它（Losing It）》中，她如此寫道：「這些廣告使女人們覺得自己不如圖像中的美麗女子那麼纖細，進而產生了恥辱感。」

接下來幾十年的時間，好萊塢明星們也成為了塑造理想體態的重要角色。一篇一九三二年的《新電影雜誌》文章就是這個現象最早的證據之一。該文章的標題叫作〈明星保持窈窕纖細的祕訣〉，記載著演員桃樂西．喬丹（Dorothy Jordan）「每天都會檢查自己有沒有出現恐怖的曲線」，好確保自己的三圍保持在三十三寸、二十四寸半、三十六寸以下，體重也絕不超過五十公斤。這篇文章描述了喬丹的飲食與運動計畫，並配上這位超級纖細的年輕女子穿著短裙、站在投幣體重計上的照片。

一九五〇年代，瑪麗蓮．夢露這樣的性感象徵短暫將稍微豐滿一些的體型帶回流行。但只有二十二腰的她實在也算不上是豐腴。一九五九年，芭比娃娃的出現使年輕女孩又有了更難達到的新理想。如果把芭比放大成一個真人的尺寸，那麼一百七十五公分的她只會有五十公斤，還有十八寸的超細腰。同樣地，一九六〇年代爆紅的瘦弱模特兒崔姬（Twiggy）又把超瘦體態推到了新高度，而這股風潮在模特兒與名人圈中仍繼續流傳著。

分析了時尚模特兒、《花花公子》年度模特兒以及二十世紀每年的美國選美小姐冠軍的身形後，研究者們發現這些女人的 BMI 指數呈現穩定的下降。舉例來說，一九二〇年代的美國小姐冠軍們，BMI 值都落在二十到二十五之間，落在「正常」的範圍內。但到一九七〇年代時，大部分的女人都落在了「過輕」的分類裡。

由於推廣骨瘦如柴的不健康身體形象，飽受批評的時尚產業近年來開始展示更為多元化的體格。同樣地，芭比娃娃現在也有了不同的身形，名人在推廣自己的飲食法時，也開始強調健康的重要性，而不是體重。

但無論如何，「苗條」仍然是非常流行的身材。只要看看女性雜誌的封面就知道了，包括那些健康與健身相關的雜誌也是。在一篇分析中，通常這些雜誌封面上的模特兒都是「瘦到可疑」的女人。

社群網站上，苗條的理想也是同樣清晰可見，而且在無法匹敵的大量影像輸出之下，這種形象的曝光率更是高得可怕。每天花數小時滑著坎達兒・珍娜（Kendall Jenner）或海莉・比伯（Hailey Bieber）貼文的年輕女子看見的纖瘦身材，數量很可能遠遠超越她們在傳統媒體上所見的畫面。

健身部落客兼 YouTube 網紅霍凱西（Cassey Ho）分析了 IG 上最多人追蹤的一百名女性網紅的體態。最普遍的體型是沙漏型，接下來則是瘦而直筒的身材。一百名最有影響力的女人中，只有五名是加大尺寸的女子，前十名的女性則都不是。好一個體態多樣化。

就算女性們都知道這些照片通常都經過修圖，似乎也沒有削弱它們的影響。研究顯示，年輕女性在社群媒體上花的時間越多，又幾乎都把時間花在外表相關的內容上的話，就容易把苗條身材的理想內化。

雖然比較少研究是針對社群媒體對中年與更年長的女子們的影響，但現有的研究顯示，這種理想無論是來自社群媒體、電視、電影還是雜誌，都會影響各年齡層的女性看待自己身體與體重的眼光。

在男人身上，暴露在媒體傳遞的「理想」男性體格——通常是結實、肌肉線條漂亮的身體——也會對某些男性看待自己的眼光有類似的影響。但整體而言，這對男人所造成的影響似乎不像女性理想體態對女人們所造成的影響來得嚴重。

雖然這些理想的身體形象對每個人所造成的影響不盡相同，但無可否認，形塑和反映在不同形式媒體上的社會標準都會影響我們看待自己的眼光，還有我們認定中的理想體重。

我們自己的想法和經驗通常也扮演著重要的角色。也許我們的理想是大學時候的體重，或我們這輩子最輕的體重，或是我們某個朋友或某個家人的體重。也許那是我們一直以來夢想要達到的數字，或者只是單純聽起來很棒的數字，例如比現在輕十、二十五或五十公斤。

不管是哪一種情況，如果我們靠著夢想、希望、社會觀念或 BMI 量表來決定我們的理想體重，就很有可能會走上歪路。因為「正確」的體重，其實是對你來說健康、合理又能維持的體重，那是你無法從量尺或圖表上選擇，或者從修圖過的 IG 照片上複製的體重。

黛安娜的旅程

黛安娜童年時期長得很高，而且發育得很早。她照鏡子時，總覺得自己「長得很胖」，儘管現在看了舊照片之後，她知道自己其實沒有過重。黛安娜從四年級開始減肥，在青少年時期，她便開始用極端的運動和嚴格的飲食控管來控制體重。

扭曲的身體形象一路持續到大學，黛安娜成為大家口中的「玉米片女孩」，因為她為了不讓體重飆升，只吃玉米片。大學畢業後，她開始在一間餐廳工作，她的飲食量變大了，使她的體重上升。她嘗試過一種又一種的減肥法，卻總使得自己感到飢餓不已，她說：「我把自己越減越胖。」

黛安娜的體重膨脹到一個地步後，她連餐廳的座位都坐不進去了。她的體重來到一百二十五公斤，她決定嘗試不一樣的方法。這次對飲食的限制比較沒那麼嚴格，也比較能持久。在一年內，她便減掉了五十公斤。

為了保持體重，她開始運動，最後還跑了五十公里的超級馬拉松。運動量變得更大，使她的體重變得更輕，也使她的健康狀況陷入危機。她終於意識到，減到有史以來最輕的體重不一定最好。她聽從身體的聲音，允許自己增回一點體重，而她說自己現在健康多了。

儘管黛安娜減了不少體重，她還是掙扎著控制自己想要變得越瘦越好的衝動。她說這種追求已經傷害了她的自我形象。她承認，她腦中還是有個聲音不斷在說：「如果你更努力一點，你還可以變得更瘦。」她的回應則是提醒自己，定義「理想」體重的，並不是體重計，而是健康。

迷思或真相：體重是會「傳染」的？

近幾年，有個概念已經傳開了——認為肥胖像病毒一樣，能夠人傳人地擴散，而確實有證據能支持這一說法。舉例來說，一份研究追蹤了一萬兩千人，發現如果一個人的朋友之中有人變得肥胖，那麼這個人變胖的機率也會上升。退一步來說，如果一個人的手足或伴侶變得肥胖，那麼狀況也是一樣。你身處的群體也許也會有同樣的影響。一份針對軍人家庭所做的研究就發現，那些被指派駐紮在美國肥胖率較高的郡裡的家庭，也比肥胖率較低的郡更有可能變得肥胖。

這種研究稱為「社會傳染性」的現象也能套用在減肥上：如果我們的朋友或伴侶正在減重，我們就更有可能會瘦，或至少試著減肥。一個可能的解釋是，我們會鏡像投射身邊人們的行為，包括飲食習慣和體重。另一個解釋是，我們的社交網路會幫助我們形塑「標準」體重的模樣。如果我們的朋友和家人都比我們瘦，我們也許就會更感受到減重的壓力；而如果我們身邊都是比較重的人，壓力就會比較小。雖然這些研究無法證明因果，但確實暗示，如果能與體重健康一點或正在減重的人待在一起，有一定的好處。

遠大期待

無論這些信念是怎麼來的，對理想體重的錯誤信仰都有可能使我們對於減肥產生不切實際的期待。在一份被廣泛引用的研究中，六十名剛開始減肥的肥胖女性分別提出了她們的「夢想」體重、「快樂」體重、「可接受」體重，還有「失望」體重。平均下來，要達到她們的夢想與快樂體重，會需要減掉她們體重的百分之三十——那是遠遠超過大部分人能力所及範圍的結果，除非她們決定進行縮胃手術。而在這份研究中，只有百分之九的參與者在一年之後達到了她們的快樂體重，而且沒有人真的減到理想體重。此外，有將近一半的人甚至沒辦法達到她們的「失望」體重——而且這還是她們減掉了驚人的十八公斤後的結果。

另一份研究也發現，人們期望的體重通常都有點不切實際。整體研究顯示，女人、年輕人和體重超重最多的人，對自己的期待也最高。

在某些案例中，醫生也許也會加強這種過度膨脹的希望，或是沒有幫助人們打消不切實際的念頭。一份針對初級護理醫師所做的調查中，他們對病患的「夢想」和「快樂」體重也和病患自己一樣誇張。此外，有將近三分之一的醫生表示，他們認為只減少自身體重的百分之五到十是讓人很失望的結果，但這對減肥計畫而言其實是很合理的，而且也對健康有所助益。

對某些人而言，浮誇的期待會是很好的動力，尤其在一開始的時候。確實，樂觀的態度和對自己成功的能力有信心（心理學家稱之為自我效能感），是達成任何挑戰的必要元素，例如減肥。但期待得太多，或許反而會毀了我們的努力。

舉例來說，在一份義大利研究中，將近一千八百人參加了一份減肥計畫，那些期待最高的人，更有可能在十二個月的時候放棄。其中一種可能的解釋是稱為「錯誤願望症候群」的現象：不切實際的期待會使我們注定失敗、失望與挫折。

並不是所有的研究都顯示錯誤希望長期下來會使每個人都感到挫折，並放棄所有減肥的努力。舉例來說，有些人也有可能在認清現實後降低自己的期待，最後也對更普通的結果感到滿意。

但確實，許多人在得到距離我們的願望甚遠的結果之後，會感到希望破滅、士氣低落。這種失望之情也許不只會打擊或摧毀我們的動力，也會帶來自責和所有隨之而來的負面影響。

此外，對理想體重抱持不可能達成的期望，也許會造成某些人的飲食失調和溜溜球式減重，也就是所謂的體重循環。在一份針對中年人所做的研究中，無論性別或BMI值，那些對瘦身期待越高的人都與體重循環越有關係，減重與復胖的體重多達十公斤。儘管整體研究對於體重循環和健康風險的關係還沒有確切結論，有些研究卻認為這與更多脂肪堆積和糖尿病風險提高有關。

減肥計畫的推動者會讓我們相信，只要遵照他們的飲食法，我們所有人就能變得和廣告上那些身體一樣纖瘦又精緻。不幸的是，那不是事實。你能達到的體重也許和我不同，反之亦然。這全部都根據你的起始體重、性別與基因而有所不同，年齡也會有影響。隨著我們逐漸變老，肌肉重量、賀爾蒙和代謝的改變也會使我們更難減重。

不論我們希望或相信自己能達到什麼體重，身體通常都有自己的想法。一個體重控制理論認為，我們的基因會讓身體自動選擇要維持在某個體重範圍內——那是它自己的「理想」體重。我們嚴格地縮限熱量或降得比那個範圍低太多時，身體就會反撲。就像在第二章裡提到的，這種抗性會以幾種形式出現，包括增加飢餓感、降低代謝率，讓我們的體重回到原本的狀態，錯誤地預防我們餓死。

對我們大部分的人來說，把這個範圍的上限提高並不難。我們的體重增加時，身體通常就會認為更高的體重是新的理想體重，並會維持在那裡（但對某些人而言，身體也會反撲，使他們難以維持那些多餘的體重）。把體重範圍下修通常是比較困難的過程，而且也沒有確切的科學做法。

你當然有可能將自己的身體維持在理想體重範圍以下，但這種掙扎也許會讓人生變得很艱難。就像崔西．緬恩（Traci Mann）在她的書《飲食實驗室的祕密（Secrets from the Eating Lab）》中寫道：「除非你想要對抗演化、生物學和心理學，而且活著的每一天都覺得肚子餓，否則我不會建議你嘗試讓自己的體重低於預設的範圍。」

緬恩建議，找到你的身體想要的體重，並且維持在那個範圍的最低值就好——也就是調整你腦中的理想體重，與身體的理想體重一致。

迷思或真相：每天量體重會幫助減肥？

有些節食計畫和減肥專家會建議大家頻繁地量體重，科學也確實能證明有效，但仍需要提出一些非常重要的警告。一份文獻審查，檢視了十九個測試後，發現那些頻繁量體重的過重人士（每天都量）減去的體重比不量體重的人多，復胖得也比較少。對某些人而言，小心翼翼地追蹤體重會使他們得到可靠的回饋，看見自己喜歡的走向時，也會更有繼續努力的動機。但對某些人而言，頻繁地量體重只會帶來負面的心理影響，包括壓力和自尊心低落。在某些案例中，這樣甚至會引發不健康的飲食習慣。

請記住，讀數是會騙人的。每天的數字起伏通常都是受身體水分的改變或賀爾蒙影響，而且典型的體重計也無法讓人看見脂肪和肌肉的比例。舉例來說，減去一公斤的脂肪、增加一公斤的肌肉，在體重計上的數字就不會有改變。更重要的是，體重只是判斷是否成功的其中一個方式而已，其他還包括你是否健康、衣服是否合身，或是你自身的感覺。如果你可以適當參考體重計的讀數，而不是過度沉迷在數字上，那麼頻繁的測量或許就有好處。否則，你最好偶爾使用體重計就好。

當正面變成負面

人們對社會的纖瘦理想型所做的其中一種回應，就是身體自愛運動。這個運動推廣的觀念是，身體有各種形狀與尺寸，人們不該根據自己的外表或體重計上的數字來判定自己的價值。就像前面所提到的，體重污名化會帶來許多種傷害，從偏見與歧視，到自責與自我價值低落。這個運動努力打破這種偏見以及各種誤導人的減肥文化，照理說，這應該要讓人鼓掌叫好才對。

但當身體自愛運動開始輕忽或否認肥胖所帶來的健康問題時，它就沒有這麼正面了。而且這個狀況還很常發生。它有時也會有意無意地使人放棄透過減肥而促進身體健康的努力。事實上，研究顯示，就算過重的人只減掉相對不算太多的體重，也對他們的身體有許多好處，包括降低糖尿病的風險，血壓、膽固醇、呼吸中止症和膝蓋關節炎也會有所進步。同時，也會促使生活品質上升。

那些宣稱體重與健康無關的身體自愛運動推行者，他們的所作所為就和那些散布只要少吃多動就會瘦的錯誤觀念的人一樣糟糕。在紐約時報一篇名為〈身體自愛運動的問題〉的文章中，作者凱莉·狄瓦斯（Kelly deVos）表示，她自認為是「胖女人」，也曾經相信她的體重不會帶來健康問題，但她發現自己得了糖尿病後，就得開始面對過高的體重所帶來的現實。她在一群身體自愛運動的推廣者之中挑戰了減肥的禁忌，並做出結論：「愛自己和想要改變自己，應該是兩種可以和平共處的觀念。」

對於纖瘦理想型的身材，最好的解藥不是——或者說不應該是——對體重完全無感。我們應該注意自己的體重，但也應該用更實際一點的角度去看待它：它只是我們生活福祉中的一個層面，而且應該和其他指標一起納入考量，例如飲食品質、身體活動的強度、代謝健康、情緒健康與各項身體機能的能力。

我們就這樣想好了：當我們談到財務的狀況時，你的收入當然很重要。但你花在伙食與房產上的費用、存款數量的多寡，還有你揮霍的數字，也都很重要。

你得透過這些因素來判斷你的「正確」收入，而且這很有可能不符合你腦中贏得樂透的「理想」，或者也比不上雷霸龍·詹姆斯（LeBron James）賺得多。體重也是一樣。對你來說的正確數字，絕大部分是透過生活的其他部分來決定的，而且或許和你一直以來被誤導相信、不切實際的理想大相徑庭。

換句話說，你該設定的體重目標應該要像減重醫師約尼・弗里德霍夫和艾亞・夏瑪（Arya Sharma）所說的「最好的」體重。他們表示，這種體重是你在「活出真正能樂在其中又最健康的生活模式中」時，能達到的最輕體重。這也許不是你這輩子最輕的體重，也不是你在雜誌封面上所看見的體態，但這對你來說，卻是可以達到也可以維持，同時還能增進身體健康與福祉的體重。

不論這數字是多少，而且也許一輩子都在不斷變化，它都不該主宰你的自我價值。你與體重計的關係，不該是讓體重定義你是誰，而是讓它提供你一項資訊，幫助你活出更健康的人生。這才是我認為的理想狀態。

該怎麼做？

- 制定一個你在現實中真的能做到也能維持的目標。請記住，就算只減掉你自身體重的百分之五到百分之十，也能為健康帶來好處。
- 不要太信賴 BMI 指數。你應該多注意腰圍和其他代謝健康的指標，例如血壓、膽固醇，還有血糖。

・如果你覺得有幫助，就規律量體重。但不要對體重計上的數字過度著迷。

第八章

有效的做法

我的工作使我必須追蹤最新的健康風潮，而其中一種做法，就是在超市排隊結帳時，看看最新的出版品。（好吧，我得承認，我有時候也會看看堪薩斯的農夫被外星人綁架之類的文章。）

我注意到，只要寫到減肥的文章，都很喜歡在標題使用一個詞：祕訣。你會看到各種〈最佳減肥祕訣〉、〈夏日一分鐘減重祕訣〉、〈只有營養師知道的減肥祕訣〉，當然還有〈明星減肥祕訣〉。

另一種出版品熱愛的字眼，則是捷徑。許多文章都保證自己是〈能夠長期維持的減肥捷徑〉、〈真正有效的減肥捷徑〉，或是〈第一名的減肥捷徑〉。

如果辦一個假新聞大賽，這些標題大概都可以獲獎了。

與我們時常聽見的言論相反，減肥是沒有祕訣也沒有捷徑的。一份比較了十四種熱門減肥計畫的研究就為這個不幸的事實提出了證據。分析了許多場測試、參與者超過兩萬人後，研究發現，在剛開始的六個月中，所有的減肥計畫都會帶來減重效果，有些稍微多一點、有些少一點。但時間來到十二個月時，每一種計畫之間的差異，就微小到可以不計了。這份研究附上的編輯評論說道：「有太多選擇，卻沒有明確的贏家。」

國家體重控制註冊中心（National weight control registry，NWCR）所做的研究，也更加證實這一點。在第三章中，研究追蹤了那些至少減掉十五公斤還能不復胖的人們。這份針對超越一萬名參與者所做的研究，其中一項結論是：沒有單一解答能夠解釋他們的成功。雖然他們達到了共同目標，但他們走的道路卻都不盡相同，而且結合了不同策略。根據研究者們對這些參與者的觀察，長期體重控制的關鍵是「找到一組對個案有效的行為模式，並長時間維持這些行為」——這根本也不是什麼驚天動地的「祕訣」。

儘管沒有能夠套用在所有人身上的一套方案，卻還是有一些有科學根據的基本原則，可以幫助我們進行長期的體重控制，而這通常需要進行多管齊下。請注意，我說的是「原則」，不是「規則」。這些並不是嚴格的「做與不做」清單，只是一份指南，可以拿對你來說有效的做法套用在自己身上。

這些原則包括健康飲食、健康生活習慣、自我監控、計畫挑戰以及專業幫助。接下來，我們一一來解釋各項的含義，還有它們會帶來什麼幫助。

貫徹始終

不管你選擇的是生酮飲食、原始人飲食、阿特金斯飲食法、代餐飲食或其他方式，這些飲食法大概都會帶來短期的減重效果。但想要保持減下來的體重，代表你得把「減肥飲食」的觀念（這通常意味著暫時性與自我剝奪的行為）改成一套你能維持一輩子的飲食習慣。

原來，對你的健康最有幫助的飲食方式，對你的體重也最好，也就是以植物為主，並強調原型食物、把加工食品的量壓到最低。這種吃法並不複雜，也不會過度嚴格。就像我們前面所提過的，這種吃法包含了廣泛的食物種類，例如蔬菜、水果、全穀、豆類、堅果、種子，還有海鮮與瘦肉，而且每一個分類下都有許多選擇。

這樣的食物可以幫助控制體重，其中一個可能的原因是這些食物中有許多都是能量密度較低的選擇（只有少數幾種堅果和種子例外），這意味著它們每一單位重量中所含的熱量較低，因為其含水量或纖維量較多，或者兩者皆是。這樣一來，它們當然就會給你更大的熱量餘裕，讓你吃進較少的熱量，卻還是能吃飽。

根據研究，我們似乎每天都會吃分量差不多的食物。如果我們能維持這個分量，那我們就不會產生剝奪感，就算靠著減低能量密度而減少熱量攝取也一樣。有一項研究可以證明這一點：研究者用了類似哄騙挑食小孩的方法，將蔬菜泥混入主餐中，降低食物的能量密度。受試者表示，這些「稀釋過」的食物就和能量密度更高的版本一樣有飽足感。

許多份研究也證明，降低能量密度可以有效控制體重。舉例來說，一份測試請來了一百三十二個過重的人，並發現在減重之後，那些分配到低熱量密度飲食及畫的人比起對照組，更能成功在接下來的三年間維持在減肥後的體重。同樣地，一份研究追蹤了一群女性六年，發現吃低能量密度食物的女子復胖的體重比那些吃高能量密度的人來得少。

雖然有關蛋白質對於體重控制的幫助，研究還無法有明確的結論，許多人也發現每餐都包含蛋白質，再配上無添加優格、豆類、雞蛋、魚肉以及去皮的雞肉類，也是防止飢餓的好方法。

反過來說，像是洋芋片、糖果、餅乾和白麵包這類食物，比起原型食物，就比較沒有飽足感了。其中一種可能的原因是，這種經過高度加工的食物通常纖維比較少，體積也比較小。另一種可能性是，吃這種食物時，我們通常都會吃得更快。我們的大腦需要二十分鐘才會感覺到飽，所以也許在我們吃掉一整袋多力多滋之後，大腦才會收到已經吃夠了的警告。

果汁、汽水和其他含有熱量的飲料也有可能會不小心就攝取過頭。雖然這些的能量密度很低，因為都是液體，但研究顯示，熱量用喝的通常比用吃的更沒有飽足感。

如果想要長期維持任何一種飲食計畫，最重要的都是把飢餓感降至最低。此外，你也得吃自己喜歡的食物。就像在第一章提到的，完全禁止某一種食物或是某一個類別的食物，以長遠的角度來看，都是不切實際的做法，而且累積的飢餓感反而會使情況惡化，導致暴飲暴食。所以如果你想吃蛋糕、甜甜圈、熱狗、速食薯條或其他高度加工的食品，也沒有關係。關鍵是，你只能偶爾犒賞自己，而且要控制分量，而不是規律地大量攝取。

要做到這一點是需要時間的，所以你得有耐心，並從小改變開始做起。舉例來說，如果你每天吃一根點心棒，那麼就開始改成兩天吃一根，然後再繼續降低頻率，並試著用更健康的選擇來代替，例如水果。等到你的新習慣變得更得心應手之後，你應該就會發現抗拒這種食物的誘惑變得更加容易了。

因為吃原型食物的做法能夠給你更多的食物選擇，測試與錯誤的過程，就成了找到最有效的組合必經的路途。你可以試試看紅肉、完全不吃動物肉，或者居於兩者之間的選擇。你可以加入乳製品，也可以不要。你可以根據喜好，選擇碳水、脂肪和蛋白質的比例。

這樣的彈性就使你有了更大的責任，找出只對你有效的方法。但這些努力長遠來看都是有回報的，你會找到一份可以堅持下去、為你量身打造的飲食計劃。更重要的是，不論你的體重為何，這樣的飲食方式都能維護你的健康。」

運動、休息和減壓

健康的飲食習慣對體重控制來說非常重要，健康的生活型態也是，就從運動開始。就像在第三章所說的，運動作為減肥方法其實是過譽了，但要防止肥胖，運動卻非常重要。五個不同國家的體重控制登記中心（包括美國）所做的研究的審查，發現肢體活動一直都與維持體重不復胖大有關聯。

將目標放在盡量每天做三十分鐘的有氧運動。可以把這些運動分割成較短的時間區塊，運動本身也不需要像在懲罰人似的激烈。你可以走路、健行、踩腳踏車、游泳、跳舞、上課，或是做任何適合你的運動，只要它的強度適中就可以。就像健康飲食一樣，你的選擇其實很多，重點是要選擇你樂在其中（或者至少不討厭）的運動，這樣你才會持續做下去。

此外，也可以試著一週做兩次阻抗運動。雖然這種運動通常會被人忽略，但對每個人來說，這都是一份完整的運動計畫必不可少的部分，不只是運動員和健身專家而已。而且你也不一定需要去健身房，也不一定要舉重。你可以利用彈力帶和瓶子、罐子這種居家物品，或是你的自身體重，在家做運動。看可靠的影片頻道，或是和健身教練合作，找到自己該做的運動以及正確的做法。另一個很棒的資源（我要毛遂自薦囉！）是我的書《Fitter Faster》，裡頭有各種運動等級的步驟教學，還會強調你要怎麼分割運動時間。

隨著你越來越有自信，適當的監督可以幫助你克服對運動的恐懼，包括該做什麼項目，還有害怕受傷或看起來很蠢之類的。我自己也經歷過這種審視自己的眼光，這或許會成為運動的一種阻力，尤其是對那些體重過重的人而言。

另一種常見的阻力則是時間不足。要把運動排進日常生活裡，你就得把它視為優先次序的一部分，並把它當成會議或是與朋友共進晚餐一樣的行程。雖然有時候會聽到有人說運動要早上做比較好，但其實運動最好的時機，就是你真正動起來的時候，不管是早上、下午或是晚上都一樣。

想要提振士氣，試試找個朋友一起運動，會使運動變得更有趣，也會讓你更負責，因為有人在等著你一起行動。許多人都覺得健身課程就有同樣的好處。

想保持自己的動力，另一個重要的元素則是要記得你為什麼開始運動。就像我在第三章提過的，把運動是為主要體重控制的策略，通常最後都會被反撲。因此，只要專注在它對你的身體帶來的改善，不論是減壓、更有力量、睡得更好，或者覺得自己更有主導權。提醒自己運動有這些好處，時間一長，你就能把運動從每天必須做的事變成你想做的事，進而確保自己會長期一直做下去。

睡覺也是健康生活型態中重要的一環，也有可能會影響你的體重。幾份觀察行研究都發現，不充足的睡眠時間與肥胖和增重有關。舉例來說，一份研究追蹤了六萬八千名女性十六年，發現每天規律只睡五小時的人，有百分之三十二增重的可能性，而且至少會比那些睡到七、八個小時的人多十五公斤。只睡六小時的女性，也有比較高的增重風險。

也有實驗型研究證明了這些發現。有一份研究，安排兩百名受試者在實驗室裡睡五個晚上，而且都只能睡四個小時。控制組則在實驗室裡每晚睡十小時。睡眠被限制的組別平均增加了一公斤，控制組則沒有增重。

把這份測試和其他十個實驗的結果匯整起來後，研究者們發現，睡得太少會使人每天平均多攝取三百八十五卡的熱量。雖然科學家還不確定原因，但目前已經有了一些理論。其中一種是剝奪睡眠會影響與胃口有關的激素，例如飢餓素和瘦體素，使人們感到更加飢餓。雖然不是全部，但有些研究是支持這種推論的。限制睡眠或許也會對大腦造成其他影響，例如使控制進食衝動的區塊活動降低，同時促進促使我們尋找食物的反應中樞。也有可能是因為醒著的時間更長，就給了我們更多吃東西的機會。此外，也已經有研究證明，睡眠不夠充足會使身體對胰島素的敏感度下降，這樣也許會更促進脂肪堆積。

整體的研究顯示，適當的睡眠不只對體重有好處，也對你的整體健康狀況有益。睡得太少有可能會造成一連串的狀況，包括糖尿病、高血壓、心臟病、中風、憂鬱症和早逝。此外，也會破壞記憶力、注意力和專注力，更有可能進而造成意外。

雖然每個人所需的睡眠時數不盡相同，但大部分的人一晚都需要七到九小時的睡眠。工作和家庭義務會讓這個目標變得很有挑戰性，但幾個簡單的策略或許會有些幫助。首先，在睡前一小時，就不要碰你的手機或電子產品了。這樣，你就不會有誘因熬夜傳訊息、看影片或滑臉書動態了。另外，試著每天都在同樣的時間起床和就寢吧。避免在睡前飲用酒精和大份的肉食，並且讓你的臥室保持黑暗與靜謐。如果你有睡眠呼吸中止症或憂鬱症，會干擾你的睡眠，那就去尋求醫療協助。

健康生活型態的第三部分則是壓力控管。我們有壓力的時候，腎上腺就會分泌出一種叫皮質酮的激素。如果壓力是慢性的，皮質酮的分泌量就會一直居高不下，而這有好幾種導致肥胖的可能性。首先，皮質酮含量上升，會造成腹部脂肪堆積，就像我們先前提過的，這會導致各種健康問題。一份研究追蹤了超過兩千五百名五十四歲以上的人，並透過頭髮分析發現，皮質酮分泌量越高的人，腰圍、體重和肥胖率也越高。雖然這並不代表因果關係，但我們知道，有些人患有一種名為庫欣氏症的疾病，這種病症會導致皮質酮分泌過量，並通常會讓人變得肥胖，脂肪也堆積在腰部。

當然，每個人回應壓力的方式不盡相同。有些人也許會吃得更多、有些人則吃得更少，有些人則不會改變自己的飲食模式。你會做出什麼反應，或許和你的某些人格特質和壓力的種類有關。這一切，再加上壓力的程度也許難以測量，都使研究壓力與飲食和體重的關係變得更加困難。因此，還沒有非常可靠的證據證明這兩者的關係。但至少目前已知的結果，都足以告訴我們，減少壓力，也許會對體重控制有幫助，至少對某些人來說是如此。

放鬆的方法有瑜珈、冥想，還有深呼吸，這些都是控制壓力的有效方法。聽音樂、和寵物玩，或者花一點時間親近大自然，也都會有幫助。睡飽一點也是控管壓力的必要手段，而對許多人而言，規律運動也是關鍵。（對我來說就是。）如果你的壓力沒那麼大，你或許也會更樂意運動，或是睡得更好。這樣說來，這三項健康生活的元素——運動、睡眠和壓力控管——其實是相輔相成的，三者不只對我們的身心有益，也對體重很有幫助。

珊妮的旅程

在成長過程中，珊妮的體重都沒有超標，但她的姊姊開始減肥時，她也跟著一起了。她還記得青春期時，自己一直都覺得很餓，因為她執行嚴格的熱量限制，而且她的觀念是「不是零就是一」的那種：她要不就是一字不漏地照著減肥計畫執行，要不就是狂吃一整盤的布朗尼蛋糕。她說這是她節食心態的開端，而這觀念接下來還影響了她幾十年。

升上大學後，珊妮經歷過增重的掙扎，便在一個商業減肥計畫的幫助下，在大四時減了二十五公斤。但最後她開始暴飲暴食，就又復胖了。這個模式持續了好幾年。她會嚴格限制熱量、減掉大量體重，然後暴飲暴食、再全部增加回來。然後她就再開始節食。

她厭倦了被困在這個循環裡，珊妮最後終於放棄了節食。暴飲暴食的行為停止了，但她一直覺得自己很胖、體力也不佳，而且還罹患了高血壓。這次，她決定開始一套能夠長遠維持下去的飲食計劃，不用像她之前那樣嚴格控制熱量。她減了大約十五公斤，血壓也降低，使她能夠減少血壓控制的用藥。儘管新冠肺炎的疫情使她的進度有些停滯，但她很快就能回到正軌上。

現在，珊妮靠著蔬果讓自己吃飽，也不再產生剝奪感。她一週運動四到五天，也許是到戶外走走，或是在家看 YouTube 影片運動。她不再像之前一樣把運動視為燃脂的方式，而是一種能讓她感到更舒適的行為。

現在的珊妮已經五十幾歲了，她從過去的經驗中得到了一些關鍵的看法：嚴格限制的飲食並不適合她。如果想要長久執行一個飲食計畫，這個計畫就必須要根據她的喜好做調整，不然就不會成功。而體重控制並不只和她吃下去的東西有關，同時也和她的思考模式有關。

雖然她很高興自己終於走到了這一步，但她很後悔自己浪費了這麼多年節食，或是過度在意食物。她說：「我真希望自己之前就知道這些事。」

持續記錄

另一個證實有效的策略則是自我監督。你也許要持續記錄幾種數值，包括體重。就像在前面的章節提過的，研究顯示，頻繁量體重的人比起很少量體重或從來不量的人更有可能瘦下來，而且比較不容易復胖。NWCR研究了一群成功減重的人，發現有百分之八十的人，至少一週都會量一次體重；而有百分之三十五的人，至少一天會量一次。頻繁量體重能夠幫助人們發現微小的增重跡象，並在增重的數字變得太大之前採取行動。量體重也有可能帶來正向的助力，給自己看見進步的證據，並激勵人們維持飲食計畫與生活模式。

但也像我前面所提過的，頻繁量體重並不適合所有人。對有些人來說，這會帶來心理上的傷害，或是導致人們過度在意體重。一個人每天的體重都會有起伏，因為身體含水量和賀爾蒙改變都會有影響，但如果沒有正確解讀這些數字的話，或許會錯誤地使人感到沮喪（或快樂）。

規律量體重是否有幫助？如果有的話，頻率又該多高？這都是每個人該透過測試與錯誤，還有過往的減肥經驗自己決定的。除了量體重（或者說，如果不量體重的話），有些人也發現，記錄腰圍、體脂或衣服尺寸也是很有幫助的方式。

自我監督也包括記錄自己的飲食。許多手機應用程式都可以幫你記了，但這些都不是必要的。如果你喜歡的話，你也可以把這些資訊記錄在電腦裡，或是寫在筆記本上。

不管你怎麼做，做飲食筆記對短期或長期減重都有幫助。那些越勤奮記錄資訊的人，達到的成效也越好。這代表你要每天記錄，而且一天記錄好幾次。很多人都不會記得自己早餐吃了什麼，更別提上星期的了。所以飲食記錄要達到最精準——也最有效——最好的方法就是一天吃了什麼就記錄什麼，而不是過了幾個小時或幾天之後再來試著回想。一個方法是把這些資訊記錄在你的手機上，你可以快速又簡便地記錄，然後晚點再謄寫到別的地方。

你要記錄的東西如下：

- 你吃了或喝了什麼？吃了多少分量？盡可能精準，就連小點心也盡量記錄進去，例如一顆糖果。有些人覺得拍照記錄也很有幫助。
- 你是什麼時候吃或喝的？時間是幾點？距離起床或就寢時間多久？

- 你在哪裡吃的？是在你家的餐桌嗎？還是書桌？是在餐廳？還是在派對上？
- 你是跟誰一起吃的？如果有的話，是朋友？還是家人？或是同事？
- 你吃喝的時候，在做什麼事？工作？看電視？開車？去其他人家作客？
- 你進食時的感覺如何？你當下是覺得有壓力？無聊？快樂？寂寞？還是疲憊？

在你吃喝過後，你的情緒和身體感覺又如何？

你也許會注意到，以上的清單中，有一個東西並不在記錄範圍內：熱量。因為就像我們在第二章中提到的，計算熱量其實很費工，尤其是自己家裡煮的食物或朋友家準備的，或者其他社交場合的食物。手機應用程式會有些幫助，但效果有限，而且試著拆解食物好預估它的熱量既花時間又令人挫折。

一份研究訪問了會寫飲食筆記的人，發現他們覺得最有挑戰性的部分，就是計算熱量。「要預估每一個成分的分量就很難了。」其中一個受訪者回答。「然後還要找到它們的熱量（我吃的很多食物都找不到估計熱量），那又更難了。」有些受訪者認為記錄熱量會對他們的食物選擇帶來負面影響，評論如下：「花時間算熱量……使吃新鮮又健康的食物變得沒那麼吸引人了。掃描加工食品的條碼來做紀錄快速又簡單多了。」

如果你想要記錄熱量，或是碳水、蛋白質和脂肪（也就是主要營養素），只要這不會影響你記錄食物或吃健康食物的決心，那就沒關係。最重要的是，你要搞清處自己吃東西的模式，而你不需要對數字斤斤計較，也能達成這個目標。

把飲食筆記視為一種提升自我意識的工具。這樣會有幫助，是因為我們並不是一直都很清楚自己的飲食習慣。我們的大腦有可能會欺騙我們，而筆記會使我們有一份更客觀的紀錄。舉例來說，你也許會說「我幾乎從來不吃點心」，而且真心相信。但從筆記中，你會發現自己其實一整天工作時都一直在吃含糖零食。或者，你當下也許沒有意識到，但看了筆記之後才會發現，你在壓力特別大的那一週，去速食店買了三次炸物。對自己飲食的內容、時間和原因有更明確的理解，你就可以精準地找到該改變的部分。你也可以看見自己的進步，或是達到目標的過程。

要讓筆記真正發揮功效，你在記錄資訊時就必須誠實以對。有時候人們會掩蓋真相，因為他們對自己進食的內容為恥，或是不想被人批判自己就某方面來說「失敗了」。但這份筆記和恥辱、批判或失敗無關，也不該有關。它只是要幫助你擁有未來可以採取行動的資訊。如果你的筆記內容不準確或不完整，那你從中獲取的資訊，自然就是不準確也不完整的，也就無法幫助你完全收穫做筆記該有的效益。

開始下筆時，記錄飲食筆記也許會花比較多時間，但到最後，這應該一天花不到幾分鐘的時間。記得一定要空出一段時間坐下來，好好檢視這些資訊。有些人發現，持續無期限記錄很有用，有些人則只需要寫一小段時間，或是在覺得看不到期待的成果時才需要記錄。

除了飲食習慣之外，也把你的運動、睡眠，或是壓力等級也記錄下來吧。就算只記錄一小段時間，也會有所助益。但並不是所有的自我監督都有必要或對每個人都有用。嘗試不同類型的追蹤，而且持續夠久、直到你可以檢視它們的價值，然後再來決定哪些對你來說最有用。

策略性計畫

談到體重控制時，不用說，有些挑戰自然是無法避免的，所以做好各種計畫來面對最常見的挑戰就很重要了。這種計畫在心理學中稱為「執行意向（implementation intention）」，通常都是這樣敘述的：「如果X事件發生，我就要做Y行為。」這其中的概念是，如果我們真的碰上潛在的困難，我們就已經有了準備好的自動反應，不需要做任何決定，也不需要靠意志力才能執行。就某方面來說，這就像是可以控制方向盤、讓車子在車道上自行行駛的自動科技。研究顯示，執行意向可以使我們免於偏離路徑，並提升達到目標的可能性。

其中一個挑戰，就是我們住在一個到處都有食物在引誘我們的社會裡，不管是藥局、加油站、公司或是機場。要抵抗總是在櫃檯對我們招手的M&M's巧克力或在自動販賣機裡呼喚我們的起司脆餅，或許是一件很艱難的事，但有了計畫之後，應該就簡單多了。對某些人而言，這也許意味著自己準備好健康的點心（如水果或紅蘿蔔條）帶在身上，當作隨手可取用的替代品。在超商排隊時遇上垃圾食物，他們也可以藉由傳訊息給朋友或查看電子郵件來轉移注意力。不管策略是什麼，重點是，你要準備好事先決定過的回應來面對這些狀況。

事先計畫也可以幫助我們面對餐廳分量巨大的餐點。我們通常都會把放在眼前的食物吃完，不管分量多寡，所以靠著意志力來限制攝取的分量通常都不太有效。一個好用的策略是，把巨大分量的主餐分給同行的用餐者，或者在剛開始用餐時，就把一部分先收進外帶塑膠袋裡。同樣地，如果你參加了一個有很多食物的社交場合，事前先吃一份有飽足感的點心，然後盡量遠離擺食物的桌子，也能幫助你減少吃過頭的誘惑。

如果是在家裡用餐，那麼忙碌的生活也許會導致你規律地叫外送披薩或買速食，而不是準備健康的餐點。一個解決方法是，在冰箱裡塞滿可以幾分鐘內就上桌的營養食物（不管是調理包，或是事先準備好的餐點都可以），或把食材都先準備好，這樣你在趕時間時，也能快速組合出一道健康的料理。

如果你的挑戰是會在正餐之間吃點心，那就準備好健康又不費力的選擇，例如水果或事先切好的蔬菜棒和鷹嘴豆泥，這樣也是有效的策略，因為它可以幫助你遠離不健康的點心食品（如餅乾和洋芋片），如果家裡沒有這些食物，你也不會受到誘惑了。

對那些有可能會因為情緒而暴飲暴食的人而言，利用「如果／我就」的句型，例如「如果我有想吃東西的衝動，我就要給我的飢餓程度打分數」，可能會有幫助。從一到十來幫你的飢餓等級做評分。如果你真的很餓，那就吃健康的點心。但如果你其實不餓，而進食的慾望是來自壓力、無聊、寂寞或其他情緒，那麼你的計畫就可能是出去散個步、聽聽音樂，或是打電話給朋友。

長話短說，你預測到的挑戰越多、事先計畫得越多，就越不會做出令你自己後悔的食物選擇。飲食筆記是個好用的工具，能幫助你察覺這些挑戰，並找到對你來說最有效的策略。

然而，就算是最周全的計畫，也不可能完全阻止挫折的發生。我們都經歷過偏離目標的時候，不管原因是什麼。同樣地，計畫也能帶來一些改變。研究顯示，準備好應對策略，就能幫助我們在遭遇挫折時不那麼沮喪或決定放棄。

在一份研究中，研究員調查了將近五千名「體重觀察者（Weight Watcher）」的會員。他們將這些成功減掉至少十公斤而且維持了超過三年的人，與控制組中的體重沒有任何改變的肥胖人口做比較。他們發現這些成功減重的人與控制組的關鍵差異，是他們更有心理上的對應策略，例如「如果我稍微偏離軌道，我就要用正向思考來鼓勵自己」，還有「如果我稍微復胖，我要回想過往的成功經驗，提醒自己還是可以回到正軌上」。

這些人並沒有在遭遇挫折時自責。這份研究的領導作者表示：「他們知道這一路上一定會有高低起伏，他們也有面對挫折時的應對策略，使他們更有主導權。」

期待自己能做到完美是不切實際的想法，也有可能導致你產生自毀性的心態──「我失誤了，所以我就是個失敗的人」，會使你更難堅持下去，也更難達到目標。所以，請你預期自己一定會有失足的時候，並準備有效的策略，讓你能夠回到正軌上、繼續前進。

召喚救兵

有時候，即便我們用盡全力，自我幫助或許還不夠，而我們需要借助專業人士的力量。其中一個辦法，是透過所謂的密集行為治療（intensive behavioral therapy，或稱IBT），來改變導致肥胖的行為。與健康專家合作，如治療師、醫生、執業護士或有登記執照的營養師，想要制定飲食與運動計畫、設定目標、自我監督、找出挑戰或制定對應策略的人，就可以獲得指引與支持。人們可以進行一對一行為治療或是團體課程，通常先是一週一次，後來可以改成一個月一次或兩次。你也可以線上進行。

美國預防工作服務組織（United States Preventive Services Taskforce）透過不同測試與治療方式評估過後，將近九十場關於行為治療的測試，結果都是正面的。這份文獻審查發現，經過十二至十八個月之後，接受過行為治療的肥胖人口減去自身體重百分之五以上的可能性，是控制組的兩倍左右。接受行為治療的人復胖得也比較少，罹患糖尿病的風險也更低。密集行為治療對過重卻還不到肥胖的人來說也有類似的功效。

如果行為治療是透過初級照護機構所進行，那麼醫療和其他保險計劃都會包含肥胖人口的行為治療費用。你也可以在某些減肥廣告中看見行為治療的某些元素。如果你對行為治療有興趣，請和你的初級照護機構提出。

減肥（或縮胃）手術對某些人來說也是很有效的。要符合縮胃手術的資格，個案BMI值必須超過四十或者三十五以上，並且罹患其他與肥胖相關的疾病，例如糖尿病。

縮胃手術有幾種形式。黃金標準，也就是所謂的胃繞道手術，就是將胃部的上半段綁成一個雞蛋大小的小包袱，並將這個小包袱連接到小腸，直接繞過小腸的上部，以此減少腸胃吸收的熱量。比較沒那麼複雜也更常見的手術則是袖狀胃切除手術，把胃切到只剩下香蕉的大小。就和胃繞道手術一樣，這也能限制一個人進食的分量。此外，袖狀胃切除手術也會切掉飢餓激素「飢餓素」分泌最主要的部位。

研究顯示，縮胃手術所帶來的長期減肥效果比任何非手術型的方式都來得持久。舉例來說，一份研究中追蹤了超過一千一百名嚴重肥胖的人口，有些人有進行胃繞道手術，有些則沒有，而那些有進行手術的人，在兩年後平均都減掉了自己體重的百分之三十五，十二年內則仍維持在減少了自身體重百分之二十七的狀態。相反地，沒有進行手術的組別，在十二年後幾乎又都復胖回原本的體重。

手術也能為健康狀態帶來戲劇性的好轉。在前面所提到的這份研究裡，接受過手術的人中，罹患糖尿病的參與者有百分之七十五都在手術過後兩年擺脫了這個病症，而且有一半的人在十二年後也沒有復發。此外，那些沒有糖尿病而有進行手術的人，也遠比沒進行手術的人更不容易罹患糖尿病。除了這份研究之外，其他研究也顯示，手術也能使高血壓、膽固醇過高、睡眠呼吸中止症和其他病症的狀況有明顯進步。而且，這種手術也與降低癌症風險與早逝風險有關。

雖然縮胃手術的安全性在這幾年來有長足的進步，但無論如何，它都還是有風險，也可能會有後遺症，包括感染、血栓、腸阻塞、內出血、腸漏症、疝氣、膽結石、嘔吐、反胃、腹瀉以及胃食道逆流。在某些狀況下，可能還需要進行額外的手術。

考慮進行手術的人，都必須小心審視這些風險及體重相關的健康風險，還有手術所帶來的潛在益處。其中一個不該列入考量的因素（但有時候還是有人這麼做）就是誤以為手術是最簡單的解決方法。事實上，進行縮胃手術後的人還是需要改變飲食與生活習慣，才能達到長期的成功。手術只是給了你一個推力罷了。

減重是一場對抗生物學的戰鬥，所以我們應該歡迎所有健康專家們能提供給我們的有效手段——包括手術與行為治療。希望有一天，醫療科學終於能研發出客製化的體重控制療程，把基因、心理、行為、社會與環境因素都考量進去，用以制定對每個人來說最有效的方法。研究正在往這個策略靠攏，稱為精準醫療，但目前的發展還在初期階段。

考慮多方說法

目前，我們只能為自己決定怎樣的減重方式是最有效的。這個章節中所提到的原則就是個很好的出發點。此外，知道要如何正確理解大量的體重控管資訊，避免落入炒作、半真半假的說詞與迷思的陷阱中，也會很有幫助。以下是八個該銘記在心的訣竅：

1. 小心誇大的言詞。
如果你看見保證快速或有效的結果，或是各種祕密、奇蹟、突破、輕鬆減肥妙招，或是任何好到不可能是真的的說法，就預設它不是真的。

2. 忽略名人或是社群網站上自稱的減肥達人所給的減肥建議。
就算他們有名、有很多追蹤者或聽起來很有說服力，也不代表他們真的知道自己在說些什麼，或是有資格給這些建議。

3. 審視科學的說法。
如果新聞、廣告或其他資源指出某篇研究，請注意重要的細節，包括研究的類型（是對動物或是人類）、研究的規模、持續的時間、研究對象，還有發表研究的地方。

如果你很心動，請上 Google Scholar 或 Pubmed.com 搜尋那篇研究。就算研究是合格的，也不要根據單一篇研究就做出決定。

4. 別被「使用前／後」的對比圖所動搖。

這種照片有可能都是假的，使用者的見證也是。就算這些是真的，通常也都是例外，並不代表大多數人的經歷。

5. 好好閱讀標籤上的小字。

有時候有些宣言會有隱含的小陷阱，像是「與節食和運動結合時有效」，或是「這些說法還未經食藥署證實」。把這些免責聲明當作一種警告標語吧。

6. 小心那些販售產品的專家。

那些提供建議，並能從販售食品、營養品或測驗而獲利的專家都有利益衝突，也會使他們的可靠度大打折扣。

7. 可以信任，但要自行釐清。

就算這些建議是來自擁有驚人學位或學術背景的專家，也不要自動相信他的話。藉由客觀檢視科學的資源，例如哈佛公共衛生所所提供的營養資源、《營養行動新聞報》、《美國新聞與世界報導》每年的「最佳飲食法」排行，還有Comsumerlab.com。

8. 對簡單的解決方法抱持懷疑。

體重控制是一件很複雜的事，包含了許多不同的因子。任何宣稱有簡單解決方法的人都是在否認現實、扭曲真相，或兩者皆是。

好好使用這些建議可以幫助我們減少浪費時間、金錢，也可以在你的減肥之旅上避開有可能帶來危險的岔路。雖然這條路也許總是迂迴且充滿顛簸，還有許多死巷和有時可能讓你退回原點的迴旋，但我希望你在這本書中所讀到的文字能像導航一樣，指引你走在最安全也幾乎最直接通往目的地的道路。祝你們一路順風。

後記

這本書的計畫在我腦中徘徊了好幾年。如果沒有這些人的幫助，這個點子就永遠不會變成一本書了。

我要向我的朋友與同事羅倫・高德福（Loren Goldfarb）獻上最高的敬意，他真的是最優秀的出版商（在所有方面來說都是），他大小事都一手包辦，而且還組織了一流的團隊。這個團隊包含了眼力銳利如鷹的編輯貝絲・巴薩（Beth Bazar），以及充滿天分的設計師亞歷克・海德（Alex Head）與麥可・雷德（Michael Rehder）。

我也要感謝大家願意分享自己激勵人心的旅程，同時也感謝雷・席曼（Leigh Seaman）、蜜亞・丹傑菲爾德（Mria Danger），以及麥西・高德福（Macie Goldfarb），為我搜集並／或寫下這些故事。

我要給大衛・艾利森（David Allison）與克里斯多福・史提爾（Christopher Steele）

大大的感謝，兩人都無比慷慨地提供了他們的專業知識，給了我無價的資訊與洞見。

我的朋友麗莎・莉莉安（Lisa Lillien）一如往常地給了我不可或缺的指引與回饋，還有愛琳・諾克斯（Erin Norcross），她就像我的參謀，在我寫這本書時，耐心地回應我的許多問題。

感謝愛德華・費森豪（Edward Felsenthal）和我的姊姊艾蜜莉・威福（Emily Weaver）給了我許多優秀的建議，改善我的手稿。同樣地，我也要感謝我的母親史考蒂（Scottie），她小心翼翼地讀過了每一個章節，並告訴我她喜歡和不喜歡的地方。從我九歲第一次在兒童雜誌上發表了一篇關於一個男孩在另一個星球上遇到一隻怪獸的故事開始，她就是我發布的所有作品的引路人，沒有言詞足夠讓我表達對她的謝意。

參考資料

序章

1. “Sing Sing prison inmates” : Yager S. The Hundred Year Diet: America's Voracious Appetite for Losing Weight. New York: Rodale. 2010; 13.
2. A groundbreaking paper: Casazza K, Fontaine KR, Astrup A, et al. “Myths, Presumptions, and Facts about Obesity.” New England Journal of Medicine. 2013; 368(5): 446–54.
3. “nonsense and conjecture” : telephone interview, Nov. 11, 2020.
4. government surveys: Han L, You D, Zeng F, et al. “Trends in Self-Perceived Weight Status, Weight Loss Attempts, and Weight Loss Strategies among Adults in the United States, 1999–2016.” JAMA Network Open. 2019; 2(11): e1915219; Martin CB, Herrick KA, Sarafrazi N, et al. “Attempts to Lose Weight among Adults in the United States, 2013–2016.” NCHS Data Brief. 2018; (313).
5. 5 Three-quarters report: The ASMBS and NORC Survey on Obesity in America.
6. American Society for Metabolic and Bariatric Surgery; NORC at the University of Chicago. 2016. https: //www.norc.org/Research/Projects/Pages/the-asmbsnorcobesitypoll.aspx
7. worth more than $60 billion: “The US Weight Loss & Diet Control Market.” Researchandmarkets.com. 2021; March.

8. 42 percent of US adults now have obesity: Hales CM, Carroll MD, Fryar CD, et al. "Prevalence of Obesity and Severe Obesity among Adults: United States, 2017– 2018." NCHS Data Brief. 2020; (360).

9. no state had an obesity rate over 20 percent: Warren M, Beck S, Delgado D. "State of Obesity: Better Policies for a Healthier America." Trust for America's Health. 2020; Sept.

obesity rate among children and adolescents: Fryar CD, Carroll MD, Ogden CL. "Prevalence of Overweight, Obesity, and Severe Obesity among Adults Aged 20 and Over: United States, 1960–1962 through 2015–2016." NCHS Health E-Stats. 2018; Sept.

10. 70 percent of American adults: Health, United States, 2018. National Center for Health Statistics. 2019. Table 21.

11. Worldwide: "Obesity and Overweight." World Health Organization. 2020. https: //www.who.int/news-room/fact-sheets/detail/obesity-and-overweight

12. dieters gain back more than half: Anderson JW, Konz EC, Frederich RC, et al. "Long-Term Weight-Loss Maintenance: A Meta-Analysis of US Studies." American Journal of Clinical Nutrition. 2001; 74(5): 579–84.

13. 97 percent of people: Kramer FM, Jeffery RW, Forster JL, et al. "Long-Term Follow-Up of Behavioral Treatment for Obesity: Patterns of Weight Regain among Men and Women." International Journal of Obesity. 1989; 13(2): 123–36.

14. "might not have actually implemented" : Han, op cit.

15. same types of exaggerations and omissions: Woloshin S, Schwartz LM, Casella SL, et al. "Press Releases by Academic Medical Centers: Not So Academic?" Annals of Internal Medicine. 2009; 150(9): 613–8.

16. studies sponsored by the food industry: Sacks G, Riesenberg D, Mialon M, et al. "The Characteristics and Extent

of Food Industry Involvement in PeerReviewed Research Articles from 10 Leading Nutrition-Related Journals in 2018." PLOS One. 2020; 15(12): e0243144.

17. host of serious health problems: "Health Risks of Overweight & Obesity." National Institute of Diabetes and Digestive and Kidney Diseases.
https: //www.niddk.nih.gov/health-information/weight-management/adultoverweightobesity/health-risks; Anstey KJ, Cherbuin N, Budge M, et al. "Body Mass Index in Midlife and Late-Life as a Risk Factor for Dementia: A MetaAnalysis of Prospective Studies." Obesity Reviews. 2011; May; 12(5): e426–37; Yu E, Ley SH, Manson JE, et al. "Weight History and All-Cause and Cause-SpeciWc Mortality in Three Prospective Cohort Studies." Annals of Internal Medicine. 2017; 166(9): 613–20.

18. Nu and COVID-19: Luzi L, Radaelli MG. "InXuenza and Obesity: Its Odd Relationship and the Lessons for COVID-19 Pandemic." Acta Diabetologica. 2020; 57: 759–64; Pranata R, Lim MA, Yonas E, et al. "Body Mass Index and Outcome in Patients with COVID-19: A Dose–Response Meta-Analysis." Diabetes & Metabolism. 2021; 47(2): 101178.

19. gaining as little as 10 pounds: Zheng Y, Manson JE, Yuan C, et al.
"Associations of Weight Gain from Early to Middle Adulthood with Major Health Outcomes Later in Life." JAMA. 2017; 318(3): 255–69.

20. putting on 20 or more pounds: Park SY, Wilkens LR, Maskarinec G, et al.
"Weight Change in Older Adults and Mortality: The Multiethnic Cohort Study." International Journal of Obesity. 2018; 42(2): 205–12.

21. 75 percent of respondents: The ASMBS and NORC Survey on Obesity in America. American Society for Metabolic and Bariatric Surgery; NORC at the University of Chicago. 2016.
https: //www.norc.org/Research/Projects/Pages/the-asmbsnorc-obesitypoll.aspx
22. New York Times column: Brody J. "Half of Us Face Obesity, Dire Projections Show." New York Times. 2020; Feb. 10.
23. "We have set them up" : Prologo JD. "A Doctor's Open Apology to Those Fighting Overweight and Obesity." The Conversation. 2020; Sept. 8.
https: //theconversation.com/a-doctors-open-apology-to-those-Wghtingoverweightand-obesity-145017
24. associated with depression, anxiety . . .: Pearl RL, Puhl RM. "Weight Bias Internalization and Health: A Systematic Review." Obesity Reviews. 2018; 19(8): 1141–63.

第 I 章

25. "The notion that there's one causal food" : Freedhoff Y. The Diet Fix: Why Diets Fail and How to Make Yours Work. New York: Harmony Books. 2014; 50.
26. white paper reviewing the facts: Pett KD, Kahn J, Willett WC, et al. "Ancel Keys and the Seven Countries Study: An Evidence-Based Response to Revisionist Histories." True Health Initiative. 2017.
27. studies in animals: West DB, York B. "Dietary Fat, Genetic Predisposition, and Obesity: Lessons from Animal Models." American Journal of Clinical Nutrition. 1998; 67(3): 505S–12S.

28. Healthy People 2000: US OfWce of Disease Prevention and Health Promotion. 1990.
29. had "worked out very well": Pennington AW. "A Reorientation on Obesity." New England Journal of Medicine. 1953; 248(23): 959–64.
30. "Each time the diet has reappeared": Schwartz H. Never SatisMed: A Cultural History of Diets, Fantasies and Fat. New York: Free Press. 1986; 8.
31. "Would the gluten-free diet trend": Fitzgerald, M. Diet Cults: The Surprising Fallacy at the Core of Nutrition Fads and a Guide to Healthy Eating for the Rest of Us. New York: Pegasus. 2014; 124.
32. causes body fat to increase in mice: Freire RH, Fernandes LR, Silva RB, et al. "Wheat Gluten Intake Increases Weight Gain and Adiposity Associated with Reduced Thermogenesis and Energy Expenditure in an Animal Model of Obesity." International Journal of Obesity. 2016; 40(3): 479–86.
33. today's wheat is more fattening: Brouns FJ, van Buul VJ, Shewry PR. "Does Wheat Make Us Fat and Sick?" Journal of Cereal Science. 2013; 58(2): 209–15.
34. research by Ludwig: Ebbeling CB, Feldman HA, Klein GL, et al. "Effects of a Low Carbohydrate Diet on Energy Expenditure during Weight Loss Maintenance: Randomized Trial." BMJ. 2018; 363.
35. metabolic rates didn't increase as predicted: Hall KD. "A Review of the Carbohydrate-Insulin Model of Obesity." European Journal of Clinical Nutrition. 2017; 71(3): 323–6.
36. pooled results from more than 20 population studies: Sartorius K, Sartorius B, Madiba TE, et al. "Does High-Carbohydrate Intake Lead to Increased Risk of Obesity? A Systematic Review and Meta-Analysis." BMJ Open. 2018; 8(2): e018449.

37. study published in the New England Journal of Medicine: Sacks FM, Bray GA, Carey VJ, et al. "Comparison of Weight-Loss Diets with Different Compositions of Fat, Protein, and Carbohydrates." New England Journal of Medicine. 2009; 360(9): 859–73.

38. An Annals of Internal Medicine study: Foster GD, Wyatt HR, Hill JO, et al. "Weight and Metabolic Outcomes after 2 Years on a Low-Carbohydrate versus Low-Fat Diet: A Randomized Trial." Annals of Internal Medicine. 2010; 153(3): 147–57.

39. study known as DIETFITS: Gardner CD, Trepanowski JF, Del Gobbo LC, et al. "Effect of Low-Fat vs Low-Carbohydrate Diet on 12-Month Weight Loss in Overweight Adults and the Association with Genotype Pattern or Insulin Secretion: The DIETFITS Randomized Clinical Trial." JAMA. 2018; 319(7): 667–79.

40. low-carb diets may be more effective: Mansoor N, Vinknes KJ, Veierod MB, et al. "Effects of Low-Carbohydrate Diets v. Low-Fat Diets on Body Weight and Cardiovascular Risk Factors: A Meta-Analysis of Randomised Controlled Trials." British Journal of Nutrition. 2016; 115(3): 466–79; Hession M, Rolland C, Kulkarni U, et al. "Systematic Review of Randomized Controlled Trials of Low-Carbohydrate vs. Low-Fat/Low-Calorie Diets in the Management of Obesity and Its Comorbidities." Obesity Reviews. 2009; 10(1): 36–50.

41. insulin status may play a role: Ebbeling CB, Leidig MM, Feldman HA, et al. "Effects of a Low–Glycemic Load vs Low-Fat Diet in Obese Young Adults: A Randomized Trial." JAMA. 2007; 297(19): 2092–102; Cornier MA, Donahoo WT, Pereira R, et al. "Insulin Sensitivity Determines the Effectiveness of Dietary Macronutrient Composition on Weight Loss in Obese Women." Obesity Research. 2005; 13(4): 703–9.

42. trials comparing Ornish to Atkins: Gardner CD, Kiazand A, Alhassan S, et al. "Comparison of the Atkins, Zone,

Ornish, and LEARN Diets for Change in Weight and Related Risk Factors among Overweight Premenopausal Women: The A to Z Weight Loss Study: A Randomized Trial." JAMA. 2007; 297(9): 969–77; Dansinger ML, Gleason JA, GrifWth JL, et al. "Comparison of the Atkins, Ornish, Weight Watchers, and Zone Diets for Weight Loss and Heart Disease Risk Reduction: A Randomized Trial." JAMA. 2005; 293(1): 43–53.

43. study that pooled results from 13 trials: Bueno NB, de Melo IS, de Oliveira SL, et al. "Very-Low-Carbohydrate Ketogenic Diet v. Low-Fat Diet for Long-Term Weight Loss: A Meta-Analysis of Randomised Controlled Trials." British Journal of Nutrition. 2013; 110(7): 1178–87.

44. replacing carbs with lots of saturated fat: Kirkpatrick CF, Bolick JP, Kris-Etherton PM, et al. "Review of Current Evidence and Clinical Recommendations on the Effects of Low-Carbohydrate and Very-Low-Carbohydrate (Including Ketogenic) Diets for the Management of Body Weight and Other Cardiometabolic Risk Factors: A ScientiWc Statement from the National Lipid Association Nutrition and Lifestyle Task Force." Journal of Clinical Lipidology. 2019; 13(5): 689–711.

45. failed to show that low-GI or -GL diets are superior: Vega-Lopez S, Venn BJ, Slavin JL. "Relevance of the Glycemic Index and Glycemic Load for Body Weight, Diabetes, and Cardiovascular Disease." Nutrients. 2018; 10(10): 1361.

46. video of the talk: "Sugar: The Bitter Truth." https: //www.youtube.com/watch?v=dBnniua6-oM

47. "the primary . . . villain" : Lustig RH. Fat Chance: Beating the Odds against Sugar, Processed Food, Obesity, and Disease. New York: Avery. 2012; 21.

48. studies of rodents: Le KA, Tappy L. "Metabolic Effects of Fructose." Current Opinion in Clinical Nutrition & Metabolic Care. 2006; 9(4): 469–75.

49. study commissioned by the World Health Organization: Te Morenga L, Mallard S, Mann J. "Dietary Sugars and Body Weight: Systematic Review and Meta-Analyses of Randomised Controlled Trials and Cohort Studies." BMJ. 2013; 346: e7492.
50. extra pounds are due to extra calories: van Buul VJ, Tappy L, Brouns FJ. "Misconceptions about Fructose-Containing Sugars and Their Role in the Obesity Epidemic." Nutrition Research Reviews. 2014; 27(1): 119–30.
51. sugar intake among adults: Marriott BP, Hunt KJ, Malek AM, et al. "Trends in Intake of Energy and Total Sugar from Sugar-Sweetened Beverages in the United States among Children and Adults, NHANES 2003–2016." Nutrients. 2019; 11(9): 2004.
52. adult obesity rates: Hales CM, Carroll MD, Fryar CD, et al. "Prevalence of Obesity among Adults and Youth: United States, 2015–2016." NCHS Data Brief. 2017; (288).
53. no solid evidence that HFCS is any worse for us than sugar: Moeller SM, Fryhofer SA, Osbahr III AJ, et al. "The Effects of High Fructose Syrup." Journal of the American College of Nutrition. 2009; 28(6): 619–26.
54. limited evidence that these foods promote weight loss: Borges MC, Louzada ML, de Sa TH, et al. "ArtiWcially Sweetened Beverages and the Response to the Global Obesity Crisis." PLOS Medicine. 2017; 14(1): e1002195.
55. research has even linked them to weight gain: Azad MB, Abou-Setta AM, Chauhan BF, et al. "Nonnutritive Sweeteners and Cardiometabolic Health: A Systematic Review and Meta-Analysis of Randomized Controlled Trials and Prospective Cohort Studies." CMAJ. 2017; 189(28): E929–39.
56. fruit does not contribute to weight gain: Hebden L, O'Leary F, Rangan A, et al. "Fruit Consumption and Adiposity Status in Adults: A Systematic Review of Current Evidence." Critical Reviews in Food Science and Nutrition. 2017;

57(12): 2526–40.

57. three large studies: Bertoia ML, Mukamal KJ, Cahill LE, et al. "Changes in Intake of Fruits and Vegetables and Weight Change in United States Men and Women Followed for Up to 24 Years: Analysis from Three Prospective Cohort Studies." PLOS Medicine. 2015; 12(9).
58. Research has linked it to weight gain: Hebden, op cit.
59. Groups with higher consumption of SSBs: Rosinger A, Herrick KA, Gahche JJ, et al. "Sugar-Sweetened Beverage Consumption among U.S. Adults, 2011–2014." NCHS Data Brief. 2017; (270).
60. video in which a man scarfed down globs of fat: https: //www.youtube.com/watch?v=-F4t8zL6F0c
61. study examining 17 large reviews: Bes-Rastrollo M, Schulze MB, Ruiz-Canela M, et al. "Financial ConXicts of Interest and Reporting Bias Regarding the Association between Sugar-Sweetened Beverages and Weight Gain: A Systematic Review of Systematic Reviews." PLOS Medicine. 2013; 10(12).
62. team of Harvard researchers: Malik VS, Pan A, Willett WC, et al. "Sugar-Sweetened Beverages and Weight Gain in Children and Adults: A Systematic Review and Meta-Analysis." American Journal of Clinical Nutrition. 2013; 98(4): 1084–102.
63. consumption of SSBs has decreased: Marriott, op cit.
64. Rates continued their march upward: Hales, op cit.
65. taxes can decrease purchases of SSBs: Bes-Rastrollo M, Sayon-Orea C, Ruiz-Canela M, et al. "Impact of Sugars and Sugar Taxation on Body Weight Control: A Comprehensive Literature Review." Obesity. 2016; 24(7): 1410–26.
66. light to moderate consumption of beer: Traversy G, Chaput JP. "Alcohol Consumption and Obesity: An Update."

Current Obesity Reports. 2015; 4(1): 122–30.

67. women who drink moderately: Wang L, Lee IM, Manson JE, et al. “Alcohol Consumption, Weight Gain, and Risk of Becoming Overweight in Middle-Aged and Older Women.” Archives of Internal Medicine. 2010; 170(5): 453–61.

68. ONAAT fallacy: Katz, D. “Why Holistic Nutrition Is the Best Approach.” HuffPost. 2011; Apr. 1 https: //www.huffpost.com/entry/holisticnutrition_b_842627

69. eating pattern is effective: Laster J, Frame LA. “Beyond the Calories—Is the Problem in the Processing?” Current Treatment Options in Gastroenterology. 2019; Dec. 1; 17(4): 577–86; Hall KD, Ayuketah A, Brychta R, et al. “Ultra-Processed Diets Cause Excess Calorie Intake and Weight Gain: An Inpatient Randomized Controlled Trial of Ad Libitum Food Intake.” Cell Metabolism. 2019; 30(1): 67–77.

第11章

70. National Institutes of Health (NIH) website: www.nhlbi.nih.gov/healthtopics/overweight-and-obesity

71. World Health Organization: www.who.int/en/news-room/factsheets/detail/obesity-and-overweight

72. Nutrition.gov site: www.nutrition.gov/topics/healthy-weight/strategiessuccess/interested-losing-weight

73. “Mrst modern nutrition scientist” : Nestle M, Nesheim M. Why Calories Count: From Science to Politics. University of California Press. 2012; 32. Nestle and Nesheim's book, which is dedicated to the memory of Atwater, provides an excellent overview of his groundbreaking work.

74. study of more than 200 foods: Urban LE, McCrory MA, Dallal GE, et al. "Accuracy of Stated Energy Contents of Restaurant Foods." JAMA. 2011; 306(3): 287–93.

75. actual count, according to research, is 129: Novotny JA, Gebauer SK, Baer DJ. "Discrepancy between the Atwater Factor Predicted and Empirically Measured Energy Values of Almonds in Human Diets." American Journal of Clinical Nutrition. 2012; 96(2): 296–301.

76. other nuts such as walnuts and cashews: Baer DJ, Gebauer SK, Novotny JA. "Walnuts Consumed by Healthy Adults Provide Less Available Energy than Predicted by the Atwater Factors." Journal of Nutrition. 2016; 146(1): 9–13; Baer DJ, Novotny JA. "Metabolizable Energy from Cashew Nuts Is Less Than That Predicted by Atwater Factors." Nutrients. 2018; 11(1): 33.

77. mice ate meat and starchy foods: Carmody RN, Weintraub GS, Wrangham RW. "Energetic Consequences of Thermal and Nonthermal Food Processing." Proceedings of the National Academy of Sciences USA. 2011; 108(48): 19199–203.

78. foods such as celery: Clegg ME, Cooper C. "Exploring the Myth: Does Eating Celery Result in a Negative Energy Balance?" Proceedings of the Nutrition Society. 2012; 71 (OCE3).

79. number is likely too small: Brown CM, Dulloo AG, Montani JP. "Water-Induced Thermogenesis Reconsidered: The Effects of Osmolality and Water Temperature on Energy Expenditure after Drinking." Journal of Clinical Endocrinology & Metabolism. 2006; 91(9): 3598–602.

80. survey of 2,200 adults: National Tracking Poll #180615. Morning Consult. 2018.

81. researchers asked 115 mall shoppers: Lee WC, Shimizu M, KnifWn KM, et al. "You Taste What You See: Do

Organic Labels Bias Taste Perceptions?" Food Quality and Preference. 2013; 29(1): 33–9.

82. subjects were shown either a cheeseburger: Chernev A, Gal D. "Categorization Effects in Value Judgments: Averaging Bias in Evaluating Combinations of Vices and Virtues." Journal of Marketing Research. 2010; 47(4): 738–47.

83. survey of 1,000 people: International Food Information Council Foundation. Food & Health Survey: Consumer Attitudes toward Food Safety, Nutrition & Health. 2012.

84. Wearable devices: Murakami H, Kawakami R, Nakae S, et al. "Accuracy of Wearable Devices for Estimating Total Energy Expenditure: Comparison with Metabolic Chamber and Doubly Labeled Water Method." JAMA Internal Medicine. 2016; 176(5): 702–3.

85. "because it is too difMcult to do precisely" : Nestle, op cit. 219.

86. research shows that the hormone stays elevated: Sumithran P, Prendergast LA, Delbridge E, et al. "Long-Term Persistence of Hormonal Adaptations to Weight Loss." New England Journal of Medicine. 2011; 365(17): 1597–604.

87. other estimates: Hall KD, HeymsWeld SB, Kemnitz JW, et al. "Energy Balance and Its Components: Implications for Body Weight Regulation." American Journal of Clinical Nutrition. 2012; 95(4): 989–94.

88. researchers locked up 12 pairs: Bouchard C, Tremblay A, Despres JP, et al. "The Response to Long-Term Overfeeding in Identical Twins." New England Journal of Medicine. 1990; 322(21): 1477–82.

89. study of 14 pairs of obese female twins: Hainer V, Stunkard AJ, Kunešov? M, et al. "Intrapair Resemblance in Very Low Calorie Diet-Induced Weight Loss in Female Obese Identical Twins." International Journal of Obesity. 2000;

24(8): 1051–7.

90. Further evidence comes from population studies: Stryjecki C, Alyass A, Meyre D. "Ethnic and Population Differences in the Genetic Predisposition to Human Obesity." Obesity Reviews. 2018; 19(1): 62–80.

91. gene-mapping studies: Ibid.

92. Pima Indians: Schulz LO, Chaudhari LS. "High-Risk Populations: The Pimas of Arizona and Mexico." Current Obesity Reports. 2015; 4(1): 92–8.

93. To show how gut microbes contribute to weight gain: Turnbaugh PJ, Ley RE, Mahowald MA, et al. "An Obesity-Associated Gut Microbiome with Increased Capacity for Energy Harvest." Nature. 2006; 444(7122): 1027–31.

94. In another experiment: Ridaura VK, Faith JJ, Rey FE, et al. "Gut Microbiota from Twins Discordant for Obesity Modulate Metabolism in Mice." Science. 2013; 341(6150): 1241214.

95. There's anecdotal evidence: Alang N, Kelly CR. "Weight Gain after Fecal Microbiota Transplantation." Open Forum Infectious Diseases. 2015; 2(1).

96. birth control pills: Gallo MF, Lopez LM, Grimes DA, et al. "Combination Contraceptives: Effects on Weight." Cochrane Database of Systematic Reviews. 2014; 1.

97. linked antibiotic use to higher weights in children: Schwartz BS, Pollak J, Bailey-Davis L, et al. "Antibiotic Use and Childhood Body Mass Index Trajectory." International Journal of Obesity. 2016; 40(4): 615–21.

98. less evidence about the impact on adults: Leong KS, Derraik JG, Hofman PL, et al. "Antibiotics, Gut Microbiome and Obesity." Clinical Endocrinology. 2018; 88(2): 185–200.

99. research has failed to show: Borges MC, Louzada ML, de Sa TH, et al. "ArtiWcially Sweetened Beverages and the

Response to the Global Obesity Crisis." PLOS Medicine. 2017; 14(1): e1002195; Azad MB, Abou-Setta AM, Chauhan BF, et al. "Nonnutritive Sweeteners and Cardiometabolic Health: A Systematic Review and Meta-Analysis of Randomized Controlled Trials and Prospective Cohort Studies." CMAJ. 2017; 189(28): E929–39.

100. only certain artiMcial sweeteners: Ruiz-Ojeda FJ, Plaza-Diaz J, Saez-Lara MJ, et al. "Effects of Sweeteners on the Gut Microbiota: A Review of Experimental Studies and Clinical Trials." Advances in Nutrition. 2019; 10(suppl 1): S31–48.

101. Research has associated it with a host of health problems: Gardener H, Elkind MS. "ArtiWcial Sweeteners, Real Risks." Stroke. 2019; 50(3): 549–51.

102. Pooling results from 14 relatively rigorous studies: Cantu-Jungles T, McCormack L, Slaven J, et al. "A Meta-Analysis to Determine the Impact of Restaurant Menu Labeling on Calories and Nutrients (Ordered or Consumed) in US Adults." Nutrients. 2017; 9(10): 1088.

103. people with higher obesity rates: Green JE, Brown AG, Ohri-Vachaspati P. "Sociodemographic Disparities among Fast-Food Restaurant Customers Who Notice and Use Calorie Menu Labels." Journal of the Academy of Nutrition and Dietetics. 2015; 115(7): 1093–101.

104. order foods with more calories: Downs JS, Wisdom J, Wansink B, et al. "Supplementing Menu Labeling with Calorie Recommendations to Test for Facilitation Effects." American Journal of Public Health. 2013; 103(9):1604–9.

105. study of 1,800 young men and women: Larson N, Haynos AF, Roberto CA, et al. "Calorie Labels on the Restaurant Menu: Is the Use of Weight-Control Behaviors Related to Ordering Decisions?" Journal of the Academy of

Nutrition and Dietetics. 2018; 118(3): 399–408.

第三章

106. analysis of 66 episodes: Klos LA, Greenleaf C, Paly N, et al. "Losing Weight on Reality TV: A Content Analysis of the Weight Loss Behaviors and Practices Portrayed on The Biggest Loser." Journal of Health Communication. 2015; 20(6): 639–46.

107. US government survey: Martin CB, Herrick KA, Sarafrazi N, et al. "Attempts to Lose Weight among Adults in the United States, 2013–2016." NCHS Data Brief. 2018; (313).

108. popular women's magazines: "Stretch and Grow Slim" (Ladies' Home Journal, April 1928); "Ten Minutes a Day Keep the Bulges Away" (Ladies' Home Journal, July 1946); "Six Easy Exercises for the Bosom" (Good Housekeeping, May 1940). These and many other examples are cited in Shaulis DE. "Exercising Authority: A Critical History of Exercise Messages in Popular Magazines, 1925–1968." UNLV Dissertation. 1997.

109. "The Best Diet Is Exercise" : Mayer J. "The Best Diet Is Exercise." New York Times. 1965; April 25.

110. typically produces little or no weight loss: Swift DL, McGee JE, Earnest CP, et al. "The Effects of Exercise and Physical Activity on Weight Loss and Maintenance." Progress in Cardiovascular Diseases. 2018; 61(2): 206–13.

111. Pooling data from six trials: Johns DJ, Hartmann-Boyce J, Jebb SA, et al. "Diet or Exercise Interventions vs Combined Behavioral Weight Management Programs: A Systematic Review and Meta-Analysis of Direct Comparisons." Journal of the Academy of Nutrition and Dietetics. 2014; 114(10): 1557–68.

112. difference was less than 3 pounds: Wu T, Gao X, Chen M, et al. "Long-Term Effectiveness of Diet-Plus-Exercise Interventions vs. Diet-Only Interventions for Weight Loss: A Meta-Analysis." Obesity Reviews. 2009; 10(3): 313–23.

113. studies where exercise has produced meaningful weight loss: Swift, op cit.

114. one small study: Knab AM, Shanely RA, Corbin KD, et al. "A 45-Minute Vigorous Exercise Bout Increases Metabolic Rate for 14 Hours." Medicine & Science in Sports & Exercise. 2011; 43(9): 1643–8.

115. High-intensity interval training: Moniz SC, Islam H, Hazell TJ. "Mechanistic and Methodological Perspectives on the Impact of Intense Interval Training on Post-Exercise Metabolism." Scandinavian Journal of Medicine & Science In Sports. 2020; 30(4): 638–51.

116. study in which overweight subjects did supervised high-intensity exercise: King NA, Hopkins M, Caudwell P, et al. "Individual Variability Following 12 Weeks of Supervised Exercise: IdentiWcation and Characterization of Compensation for Exercise-Induced Weight Loss." International Journal of Obesity. 2008; 32(1): 177–84.

117. greater hunger and more cravings for sweets: Martin CK, Johnson WD, Myers CA, et al. "Effect of Different Doses of Supervised Exercise on Food Intake, Metabolism, and Non-Exercise Physical Activity: The E-MECHANIC Randomized Controlled Trial." American Journal of Clinical Nutrition. 2019; 110(3): 583–92.

118. estimated how many calories they had burned: Willbond SM, Laviolette MA, Duval K, et al. "Normal Weight Men and Women Overestimate Exercise Energy Expenditure." Journal of Sports Medicine and Physical Fitness. 2010; 50(4): 377–84.

119. show reductions in NEAT: Manthou E, Gill JM, Wright A, et al. "Behavioral Compensatory Adjustments to

Exercise Training in Overweight Women." Medicine & Science in Sports & Exercise. 2010; 42(6): 1121–8.

120. study of overweight and obese women: Hopkins M, Gibbons C, Caudwell P, et al. "The Adaptive Metabolic Response to Exercise-Induced Weight Loss InXuences Both Energy Expenditure and Energy Intake." European Journal of Clinical Nutrition. 2014; 68(5): 581–6.

121. total energy expenditure may plateau: Pontzer H, Durazo-Arvizu R, Dugas LR, et al. "Constrained Total Energy Expenditure and Metabolic Adaptation to Physical Activity in Adult Humans." Current Biology. 2016; 26(3): 410–7.

122. half of this variation is due to heredity: Bouchard C, An P, Rice T, et al. "Familial Aggregation of VO2 Max Response to Exercise Training: Results from the HERITAGE Family Study." Journal of Applied Physiology. 1999; 87(3): 1003–8.

123. study of seven devices: Shcherbina A, Mattsson CM, Waggott D, et al. "Accuracy in Wrist-Worn, Sensor-Based Measurements of Heart Rate and Energy Expenditure in a Diverse Cohort." Journal of Personalized Medicine. 2017; 7(2): 3.

124. National Weight Control Registry: Catenacci VA, Ogden LG, Stuht J, et al. "Physical Activity Patterns in the National Weight Control Registry." Obesity. 2008; 16(1): 153–61.

125. study involving overweight women: Jakicic JM, Marcus BH, Lang W, et al. "Effect of Exercise on 24-Month Weight Loss Maintenance in Overweight Women." Archives of Internal Medicine. 2008; 168(14): 1550–9.

126. research involving 14 contestants on The Biggest Loser: Kerns JC, Guo J, Fothergill E, et al. "Increased Physical Activity Associated with Less Weight Regain Six Years after 'The Biggest Loser' Competition." Obesity. 2017;

25(11): 1838–43.

127. study that followed participants for 20 years: Hankinson AL, Daviglus ML, Bouchard C, et al. "Maintaining a High Physical Activity Level over 20 Years and Weight Gain." JAMA. 2010: 304(23): 2603–10.

128. study that gathered data on 19,000 Norwegians: Moholdt T, Wisløff U, Lydersen S, et al. "Current Physical Activity Guidelines for Health Are InsufWcient to Mitigate Long-Term Weight Gain: More Data in the Fitness versus Fatness Debate (The HUNT Study, Norway)." British Journal of Sports Medicine. 2014; 48(20): 1489–96.

129. levels of at least 150 minutes a week: Jakicic JM, Powell KE, Campbell WW, et al. "Physical Activity and the Prevention of Weight Gain in Adults: A Systematic Review." Medicine & Science in Sports & Exercise. 2019; 51(6): 1262–9; Swift, op cit.

130. aerobic activities generally have a greater effect on weight: Swift, op cit.

131. can decrease body fat: Drenowatz C, Hand GA, Sagner M, et al. "The Prospective Association between Different Types of Exercise and Body Composition." Medicine & Science in Sports & Exercise. 2015; 47(12): 2535–41.

132. Combining data from more than 100 studies: Verheggen RJ, Maessen MF, Green DJ, et al. "A Systematic Review and Meta-Analysis on the Effects of Exercise Training versus Hypocaloric Diet: Distinct Effects on Body Weight and Visceral Adipose Tissue." Obesity Reviews. 2016; 17(8): 664–90.

133. Higher amounts of visceral fat: Piché ME, Poirier P, Lemieux I, et al. "Overview of Epidemiology and Contribution of Obesity and Body Fat Distribution to Cardiovascular Disease: An Update." Progress in Cardiovascular Diseases. 2018; 61(2): 103–13.

134. pooling data from 10 studies: Barry VW, Baruth M, Beets MW, et al. "Fitness vs. Fatness on All-Cause Mortality: A

Meta-Analysis." Progress in Cardiovascular Diseases. 2014; 56(4): 382–90.

135. live longer than lean couch potatoes: Lee CD, Blair SN, Jackson AS. "Cardiorespiratory Fitness, Body Composition, and All-Cause and Cardiovascular Disease Mortality in Men." American Journal of Clinical Nutrition. 1999; 69(3): 373–80.

136. odds of developing risk factors: Lee DC, Sui X, Church TS, et al. "Changes in Fitness and Fatness on the Development of Cardiovascular Disease Risk Factors: Hypertension, Metabolic Syndrome, and Hypercholesterolemia." Journal of the American College of Cardiology. 2012; 59(7): 665–72.

137. this response was typical: Guess N. "A Qualitative Investigation of Attitudes towards Aerobic and Resistance Exercise amongst Overweight and Obese Individuals." BMC Research Notes. 2012; 5: 191.

138. write down their thoughts about physical activity: Segar M, Spruijt-Metz D, Nolen-Hoeksema S. "Go Figure? Body-Shape Motives Are Associated with Decreased Physical Activity Participation among Midlife Women." Sex Roles. 2006; 54(3–4): 175–87.

第四章

139. "you'll literally burn away your fat" : https://www.doctoroz.com/article/swimsuit-slimdown-plan

140. "acidic nature of ACV helps stimulate" : Bragg P, Bragg PC. Apple Cider Vinegar: Miracle Health System. Bragg Health Sciences. 2008; 20.

141. genes involved in the formation and breakdown of fat: Petsiou EI, Mitrou PI, Raptis SA, et al. "Effect and

Mechanisms of Action of Vinegar on Glucose Metabolism, Lipid ProWle, and Body Weight." Nutrition Reviews. 2014; 72(10): 651– 61.

142. most frequently cited study: Kondo T, Kishi M, Fushimi T, et al. "Vinegar Intake Reduces Body Weight, Body Fat Mass, and Serum Triglyceride Levels in Obese Japanese Subjects." Bioscience, Biotechnology, and Biochemistry. 2009; 73(8): 1837–43.

143. may reduce spikes in blood sugar: Shishehbor F, Mansoori A, Shirani F. "Vinegar Consumption Can Attenuate Postprandial Glucose and Insulin Responses; A Systematic Review and Meta-Analysis of Clinical Trials." Diabetes Research and Clinical Practice. 2017; 127: 1–9.

144. may decrease appetite: Darzi J, Frost GS, Montaser R, et al. "InXuence of the Tolerability of Vinegar As an Oral Source of Short-Chain Fatty Acids on Appetite Control and Food Intake." International Journal of Obesity. 2014; 38(5): 675–81.

145. concentration of acetic acid in ACV pills: https://www.consumerlab.com/apple-cider-vinegar/

146. resulted in greater weight loss: Parretti HM, Aveyard P, Blannin A, et al. "EfWcacy of Water Preloading before Main Meals As a Strategy for Weight Loss in Primary Care Patients with Obesity: RCT." Obesity. 2015; 23(9): 1785–91; Dennis EA, Dengo AL, Comber DL, et al. "Water Consumption Increases Weight Loss During a Hypocaloric Diet Intervention in Middle-Aged and Older Adults." Obesity. 2010; 18(2): 300–7.

147. younger people: Corney RA, Sunderland C, James LJ. "Immediate Pre-Meal Water Ingestion Decreases Voluntary Food Intake in Lean Young Males." European Journal of Nutrition. 2016; 55(2): 815–9.

148. "Eat more of coconut oil" : Mercola J. "Eat More of Coconut Oil and You Might Slim Your Waist Size in One

Week." Mercola.com. 2011; Dec. 29. https://articles.mercola.com/sites/articles/archive/2011/12/29/coconut-oilslim- your-waist-size-in-one-week.aspx

149. MCTs have been shown to increase fullness and rev up metabolism: Clegg ME. "They Say Coconut Oil Can Aid Weight Loss, but Can It Really?" European Journal of Clinical Nutrition. 2017; 71(10): 1139–43.

150. trials comparing MCTs with LCTs: Mumme K, Stonehouse W. "Effects of Medium-Chain Triglycerides on Weight Loss and Body Composition: A Meta- Analysis of Randomized Controlled Trials." Journal of the Academy of Nutrition and Dietetics. 2015; 115(2): 249–63.

151. One of the few published studies: Assunçao ML, Ferreira HS, dos Santos AF, et al. "Effects of Dietary Coconut Oil on the Biochemical and Anthropometric ProWles of Women Presenting Abdominal Obesity." Lipids. 2009; 44(7): 593–601.

152. Other small, short-term studies: For example, see Vogel CÉ, Crovesy L, Rosado EL, et al. "Effect of Coconut Oil on Weight Loss and Metabolic Parameters in Men with Obesity: A Randomized Controlled Clinical Trial." Food & Function. 2020; 11(7): 6588–94.

153. "unrealistic and unsupported by scientiWc evidence" : Lima RD, Block JM. "Coconut Oil: What Do We Really Know about It So Far?" Food Quality and Safety. 2019; 3(2): 61–72.

154. saturated fat in coconut oil raises LDL: Neelakantan N, Seah JY, van Dam RM. "The Effect of Coconut Oil Consumption on Cardiovascular Risk Factors: A Systematic Review and Meta-Analysis of Clinical Trials." Circulation. 2020; 141(10): 803–14.

155. 4 cups a day may modestly reduce body fat: Alperet DJ, Rebello SA, Khoo EY, et al. "The Effect of Coffee

Consumption on Insulin Sensitivity and Other Biological Risk Factors for Type 2 Diabetes: A Randomized Placebo-Controlled Trial." American Journal of Clinical Nutrition. 2020; 111(2): 448–58.

156. "Avocados May Be the Key to Weight Loss, Study Says" : Martinez P. "Avocados May Be the Key to Weight Loss, Study Says." Foxnews.com. 2019; May 21. https://www.foxnews.com/food-drink/avocados-may-key-weight-loss-study

157. researchers fed 31 overweight and obese subjects: Zhu L, Huang Y, Edirisinghe I, et al. "Using the Avocado to Test the Satiety Effects of a Fat-Fiber Combination in Place of Carbohydrate Energy in a Breakfast Meal in Overweight and Obese Men and Women: A Randomized Clinical Trial." Nutrients. 2019; 11(5): 952.

158. "to discover and validate" : https://research.loveonetoday.com

159. "avocados are a super food" : Hass Avocado Board. "Hass Avocado Board Reveals Major Avocado Nutrition Research Initiative." Press release. 2012; Mar. 12.

160. trial sponsored by the Hass Avocado Board: Henning SM, Yang J, Woo SL, et al. "Hass Avocado Inclusion in a Weight-Loss Diet Supported Weight Loss and Altered Gut Microbiota: A 12-Week Randomized, Parallel-Controlled Trial." Current Developments in Nutrition. 2019; 3(8): nzz068.

161. spicy promises: Shallow P. "Chili Peppers May Fire Up Weight Loss." CBSnews.com. 2015; Feb. 9; Garrard C. "13 Foods That Supercharge Your Metabolism." Redbook. 2017; Dec. 19; Stiehl C. "Is This the Number One Food for Weight Loss?" Eatthis.com. 2017; May 24.

162. Danish study: Westerterp-Plantenga MS, Smeets A, Lejeune MP. "Sensory and Gastrointestinal Satiety Effects of Capsaicin on Food Intake." International Journal of Obesity. 2005; 29(6): 682–8.

163. Metabolism increased for several hours: Ludy MJ, Mattes RD. "The Effects of Hedonically Acceptable Red Pepper Doses on Thermogenesis and Appetite." Physiology & Behavior. 2011; 102(3–4): 251–8.

164. 1-pound weight loss: Ludy MJ, Moore GE, Mattes RD. "The Effects of Capsaicin and Capsiate on Energy Balance: Critical Review and Meta-Analyses of Studies in Humans." Chemical Senses. 2012; 37(2): 103–21.

165. show larger upticks in calorie burning: Zsiborás C, Mátics R, Hegyi P, et al. "Capsaicin and Capsiate Could Be Appropriate Agents for Treatment of Obesity: A Meta-Analysis of Human Studies." Critical Reviews in Food Science and Nutrition. 2018; 58(9): 1419–27.

166. tracked people's weight: Lejeune MP, Kovacs EM, Westerterp-Plantenga MS. "Effect of Capsaicin on Substrate Oxidation and Weight Maintenance after Modest Body-Weight Loss in Human Subjects." British Journal of Nutrition. 2003; 90(3): 651–9.

167. one of the only published studies: Hirsch AR, Gomez R. "Weight Reduction through Inhalation of Odorants." Journal of Neurological and Orthopaedic Medicine and Surgery. 1995; 16:28–31.

168. scents may curb cravings: Kemps E, Tiggemann M. "Olfactory Stimulation Curbs Food Cravings." Addictive Behaviors. 2013; 38(2): 1550–4.

169. aromas can stimulate appetite: Proserpio C, Invitti C, Boesveldt S, et al. "Ambient Odor Exposure Affects Food Intake and Sensory SpeciWc Appetite in Obese Women." Frontiers in Psychology. 2019; 10: 7.

170. observational studies: Schwingshackl L, Hoffmann G, Kalle-Uhlmann T, et al. "Fruit and Vegetable Consumption and Changes in Anthropometric Variables in Adult Populations: A Systematic Review and Meta-Analysis of Prospective Cohort Studies." PLOS One. 2015; 10(10): e0140846.

171. upping their intake of fruits, vegetables, and salads: Han L, You D, Zeng F, et al. "Trends in Self-Perceived Weight Status, Weight Loss Attempts, and Weight Loss Strategies among Adults in the United States, 1999–2016." JAMA Network Open. 2019; 2(11): e1915219.

172. among the most commonly reported weight-loss methods: Martin CB, Herrick KA, Sarafrazi N, et al. "Attempts to Lose Weight among Adults in the United States, 2013–2016." NCHS Data Brief. 2018; (313).

173. caveat isn't clear: MacVean M. "Study: Fruits, Vegetables May Be Key to Long- Term Weight Loss." Los Angeles Times. 2012; Aug. 28; Barron B. "Rapid Weight Loss by Eating Fruits & Veggies." Livestrong.com. https://www.livestrong.com/article/46305-rapid-weight-loss-eating-fruits/

174. Scottish study: Whybrow S, Harrison CL, Mayer C, et al. "Effects of Added Fruits and Vegetables on Dietary Intakes and Body Weight in Scottish Adults." British Journal of Nutrition. 2006; 95(3): 496–503.

175. review of this and other randomized trials: Kaiser KA, Brown AW, Bohan Brown MM, et al. "Increased Fruit and Vegetable Intake Has No Discernible Effect on Weight Loss: A Systematic Review and Meta-Analysis." American Journal of Clinical Nutrition. 2014; 100(2): 567–76.

176. Another such review: Mytton OT, Nnoaham K, Eyles H, et al. "Systematic Review and Meta-Analysis of the Effect of Increased Vegetable and Fruit Consumption on Body Weight and Energy Intake." BMC Public Health. 2014; 14: 886.

177. "To Mght an epidemic of obesity" : University of Texas Health Science Center at Houston. "Farmer's Market Launched to Combat Obesity." ScienceDaily. 2009; Feb. 3.

178. survey of 26 farmers' markets: Lucan SC, Maroko AR, Sanon O, et al. "Urban Farmers' Markets: Accessibility,

Offerings, and Produce Variety, Quality, and Price Compared to Nearby Stores." Appetite. 2015; 90: 23–30.

179. results in better health: de Oliveira Otto MC, Anderson CA, Dearborn JL, et al. "Dietary Diversity: Implications for Obesity Prevention in Adult Populations: A Science Advisory from the American Heart Association." Circulation. 2018; 138(11): e160–8.

180. variety can prompt us to eat more: Embling R, Pink AE, Gatzemeier J, et al. "Effect of Food Variety on Intake of a Meal: A Systematic Review and Meta- Analysis." American Journal of Clinical Nutrition. 2021; 113(3): 716–41.

181. associated with better weight control: Raynor HA, Jeffery RW, Phelan S, et al. "Amount of Food Group Variety Consumed in the Diet and Long-Term Weight Loss Maintenance." Obesity Research. 2005; 13(5): 883–90.

第五章

182. "the breakfast is the most important meal" : Cooper LS. "August Breakfasts." Good Health. 1917; 52(8): 389–90.

183. "his innovative promotional techniques" : Carroll A. Three Squares: The Invention of the American Meal. New York: Basic Books. 2013; 146.

184. 1960s Grape-Nuts ad campaign: https://www.youtube.com/watch? v=D8bNL0YgWO4

185. published research supporting the claim: Mattes RD. "Ready-to-Eat Cereal Used As a Meal Replacement Promotes Weight Loss in Humans." Journal of the American College of Nutrition. 2002; 21(6): 570–7; Shaw P, Walton J, Jakeman P. "The Effects of the Special K Challenge on Body Composition and Biomarkers of Metabolic Health in

Healthy Adults." Journal of Nutrition and Health Sciences. 2015; 2(4): 403.

186. inNuential study: Cho S, Dietrich M, Brown CJ, et al. "The Effect of Breakfast Type on Total Daily Energy Intake and Body Mass Index: Results from the Third National Health and Nutrition Examination Survey (NHANES III)." Journal of the American College of Nutrition. 2003; 22(4): 296–302.

187. Other observational studies: Horikawa C, Kodama S, Yachi Y, et al. "Skipping Breakfast and Prevalence of Overweight and Obesity in Asian and PaciWc Regions: A Meta-Analysis." Preventive Medicine. 2011; 53(4): 260–7.

188. Pooling results from seven trials: Sievert K, Hussain SM, Page MJ, et al. "Effect of Breakfast on Weight and Energy Intake: Systematic Review and Meta- Analysis of Randomised Controlled Trials." BMJ. 2019; 364: 142.

189. six-week study: Gillen JB, Percival ME, Ludzki A, et al. "Interval Training in the Fed or Fasted State Improves Body Composition and Muscle Oxidative Capacity in Overweight Women." Obesity. 2013; 21(11): 2249–55.

190. 190 review of this and other studies: Hackett D, Hagstrom AD. "Effect of Overnight Fasted Exercise on Weight Loss and Body Composition: A Systematic Review and Meta-Analysis." Journal of Functional Morphology and Kinesiology. 2017; 2(4): 43.

191. trumpeted in articles: Drayer L. "When Trying to Lose Weight, Morning Meals Are Better Than Evening Ones." CNN.com. 2019; Oct. 14; Van Allen J. "Why Eating Late at Night May Be Particularly Bad for You and Your Diet." Washington Post. 2015; Aug. 24.

192. study of Italians: Bo S, Musso G, Beccuti G, et al. "Consuming More of Daily Caloric Intake at Dinner Predisposes to Obesity. A 6-Year Population-Based Prospective Cohort Study." PLOS One. 2014; 9(9): e108467.

193. Israeli study: Jakubowicz D, Barnea M, Wainstein J, et al. "High Caloric Intake at Breakfast vs. Dinner Differentially InXuences Weight Loss of Overweight and Obese Women." Obesity. 2013; 21(12): 2504–12.

194. no difference between smaller and larger dinners: Fong M, Caterson ID, Madigan CD. "Are Large Dinners Associated with Excess Weight, and Does Eating a Smaller Dinner Achieve Greater Weight Loss? A Systematic Review and Meta- Analysis." British Journal of Nutrition. 2017; 118(8): 616–28.

195. late chronotype: Xiao Q, Garaulet M, Scheer FA. "Meal Timing and Obesity: Interactions with Macronutrient Intake and Chronotype." International Journal of Obesity. 2019; 43(9): 1701–11.

196. food-combining diet produces no greater weight loss: Golay A, Allaz AF, Ybarra J, et al. "Similar Weight Loss with Low-Energy Food Combining or Balanced Diets." International Journal of Obesity. 2000; 24(4): 492–6.

197. subject of considerable research: de Cabo R, Mattson MP. "Effects of Intermittent Fasting on Health, Aging, and Disease." New England Journal of Medicine. 2019; 381(26): 2541–51.

198. researchers assigned 100 obese participants: Trepanowski JF, Kroeger CM, Barnosky A, et al. "Effect of Alternate-Day Fasting on Weight Loss, Weight Maintenance, and Cardioprotection among Metabolically Healthy Obese Adults: A Randomized Clinical Trial." JAMA Internal Medicine. 2017; 177(7): 930–8.

199. trial of more than 300 participants: Headland ML, Clifton PM, Keogh JB. "Effect of Intermittent Compared to Continuous Energy Restriction on Weight Loss and Weight Maintenance after 12 Months in Healthy Overweight or Obese Adults." International Journal of Obesity. 2019; 43(10): 2028–36.

200. smaller head-to-head comparisons: Rynders CA, Thomas EA, Zaman A, et al. "Effectiveness of Intermittent Fasting and Time-Restricted Feeding Compared to Continuous Energy Restriction for Weight Loss." 2019; 11(10): 2442.

201. dropout rates: Welton S, Minty R, O'Driscoll T, et al. “Intermittent Fasting and Weight Loss: Systematic Review.” Canadian Family Physician. 2020; 66(2): 117–25.

202. greater loss of lean mass: Lowe DA, Wu N, Rohdin-Bibby L, et al. “Effects of Time-Restricted Eating on Weight Loss and Other Metabolic Parameters in Women and Men with Overweight and Obesity: The TREAT Randomized Clinical Trial.” JAMA Internal Medicine. 2020; 180(11): 1491–9.

203. Europeans considered this practice uncivilized: Carroll, op cit. 2.

204. observational studies: Canuto R, da Silva Garcez A, Kac G, et al. “Eating Frequency and Weight and Body Composition: A Systematic Review of Observational Studies.” Public Health Nutrition. 2017; 20(12): 2079–95.

205. researchers assigned 51 subjects: Bachman JL, Raynor HA. “Effects of Manipulating Eating Frequency during a Behavioral Weight Loss Intervention: A Pilot Randomized Controlled Trial.” Obesity. 2012; 20(5): 985–92.

206. Virtually all other trials: Kant AK. “Evidence for EfWcacy and Effectiveness of Changes in Eating Frequency for Body Weight Management.” Advances in Nutrition. 2014; 5(6): 822–8.

207. grazing speeds metabolism is unproven: La Bounty PM, Campbell BI, Wilson J, et al. “International Society of Sports Nutrition Position Stand: Meal Frequency.” Journal of the International Society of Sports Nutrition. 2011; 8: 4.

208. research doesn't provide clear answers: Njike VY, Smith TM, Shuval O, et al. “Snack Food, Satiety, and Weight.” Advances in Nutrition. 2016; 7(5): 866–78.

209. “It's so simple” : quote from Krista Varady in Bakalar N. “Intermittent Fasting May Aid Weight Loss.” New

York Times. 2020; July 27.

第六章

210. research in the Journal of the American Medical Association: Cutting WC, Mehrtens HG, Tainter ML. “Actions and Uses of Dinitrophenol: Promising Metabolic Applications.” Journal of the American Medical Association. 1933; 101(3): 193–5.

211. “toxic agent capable of inducing serious injury” : quoted in Colman E. “Dinitrophenol and Obesity: An Early Twentieth-Century Regulatory Dilemma.” Regulatory Toxicology and Pharmacology. 2007; 48(2): 115–7.

212. DNP-related deaths: Sousa D, Carmo H, Bravo RR, et al. “Diet Aid or Aid to Die: An Update on 2, 4-Dinitrophenol (2, 4-DNP) Use as a Weight-Loss Product.” Archives of Toxicology. 2020; 94(4): 1071–83.

213. contain the prescription appetite suppressant sibutramine: Tucker J, Fischer T, Upjohn L, et al. “Unapproved Pharmaceutical Ingredients Included in Dietary Supplements Associated with US Food and Drug Administration Warnings.” JAMA Network Open. 2018; 1(6): e183337.

214. ephedra and DMAA: Ibid.; Eichner S, Maguire M, Shea LA, et al. “Banned and Discouraged-Use Ingredients Found in Weight Loss Supplements.” Journal of the American Pharmacists Association. 2016; 56(5): 538–43.

215. $6 billion annually: “Global Weight Loss Supplements Industry.” 2020; Sept. www.reportlinker.com/p05960487/Global-Weight-Loss-Supplements- Industry.html

216. modestly boost metabolism and fat burning: Jeukendrup AE, Randell R. “Fat Burners: Nutrition Supplements That

Increase Fat Metabolism." Obesity Reviews. 2011; 12(10): 841–51.

217. frequently cited study on caffeine and weight: Lopez-Garcia E, van Dam RM, Rajpathak S, et al. "Changes in Caffeine Intake and Long-Term Weight Change in Men and Women." American Journal of Clinical Nutrition. 2006; 83(3): 674–80.

218. combine caffeine with other substances: For example, see Ohara T, Muroyama K, Yamamoto Y, et al. "Oral Intake of a Combination of Glucosyl Hesperidin and Caffeine Elicits an Anti-Obesity Effect in Healthy, Moderately Obese Subjects: A Randomized Double-Blind Placebo-Controlled Trial." Nutrition Journal. 2016; 15: 6.

219. claim that it can curb appetite: Panek-Shirley LM, DeNysschen C, O'Brien E, et al. "Caffeine Transiently Affects Food Intake at Breakfast." Journal of the Academy of Nutrition and Dietetics. 2018; 118(10): 1832–43.

220. study of adverse events reported to the FDA: Jagim AR, Harty PS, Fischer KM, et al. "Adverse Events Reported to the United States Food and Drug Administration Related to Caffeine-Containing Products." Mayo Clinic Proceedings. 2020: 95(8): 1594–1603.

221. combination of EGCG and caffeine: Dulloo AG, Duret C, Rohrer D, et al. "EfWcacy of a Green Tea Extract Rich in Catechin Polyphenols and Caffeine in Increasing 24-H Energy Expenditure and Fat Oxidation in Humans." American Journal of Clinical Nutrition. 1999; 70(6): 1040–5.

222. pooled results from seven trials: Maunder A, Bessell E, Lauche R, et al. "Effectiveness of Herbal Medicines for Weight Loss: A Systematic Review and Meta-Analysis of Randomized Controlled Trials." Diabetes, Obesity and Metabolism. 2020; 22(6): 891–903.

223. "not likely . . . clinically important" : Jurgens TM, Whelan AM, Killian L, et al. "Green Tea for Weight Loss and

Weight Maintenance in Overweight or Obese Adults." Cochrane Database of Systematic Reviews. 2012; 12.

224. linked to liver damage: Oketch-Rabah HA, Roe AL, Rider CV, et al. "United States Pharmacopeia (USP) Comprehensive Review of the Hepatotoxicity of Green Tea Extracts." Toxicology Reports. 2020; 7: 386–402.

225. chlorogenic acid: Tajik N, Tajik M, Mack I, et al. "The Potential Effects of Chlorogenic Acid, the Main Phenolic Components in Coffee, on Health: A Comprehensive Review of the Literature." European Journal of Nutrition. 2017; 56(7): 2215–44.

226. review of 15 randomized trials: Asbaghi O, Sadeghian M, Rahmani S, et al. "The Effect of Green Coffee Extract Supplementation on Anthropometric Measures in Adults: A Comprehensive Systematic Review and Dose-Response Meta-Analysis of Randomized Clinical Trials." Complementary Therapies in Medicine. 2020; 51: 102424.

227. "green coffee extract is not recommended" : Buchanan R, Beckett RD. "Green Coffee for Pharmacological Weight Loss." Journal of Evidence-Based Complementary & Alternative Medicine. 2013; 18(4): 309–13.

228. small effect on weight loss, which decreases over time: Talenezhad N, Mohammadi M, Ramezani-Jolfaie N, et al. "Effects of L-Carnitine Supplementation on Weight Loss and Body Composition: A Systematic Review and Meta-Analysis of 37 Randomized Controlled Clinical Trials with Dose- Response Analysis." Clinical Nutrition ESPEN. 2020; 37: 9–23; Pooyandjoo M, Nouhi M, Shab-Bidar S, et al. "The Effect of (L-)Carnitine on Weight Loss in Adults: A Systematic Review and Meta-Analysis of Randomized Controlled Trials." Obesity Reviews. 2016; 17(10): 970–6.

229. elevated risk of cardiovascular disease: Koeth RA, Lam-Galvez BR, Kirsop J, et al. "L-Carnitine in Omnivorous Diets Induces an Atherogenic Gut Microbial Pathway in Humans." Journal of Clinical Investigation. 2019; 129(1):

373–87.

230. leads to lower weight, but just barely: Wharton S, Bonder R, Jeffery A, et al. "The Safety and Effectiveness of Commonly-Marketed Natural Supplements for Weight Loss in Populations with Obesity: A Critical Review of the Literature from 2006 to 2016." Critical Reviews in Food Science and Nutrition. 2020; 60(10): 1614– 30.

231. calls the evidence "insufMcient" : Ibid.

232. turned up no improvement: Ibid.

233. only a few trials, all of which are small: Ríos-Hoyo A, Gutiérrez-Salmeán G. "New Dietary Supplements for Obesity: What We Currently Know." Current Obesity Reports. 2016; 5(2): 262–70.

234. studies have found effects on weight: Andueza N, Giner RM, Portillo MP. "Risks Associated with the Use of Garcinia as a Nutritional Complement to Lose Weight." Nutrients. 2021; 13(2): 450.

235. linked to liver damage and psychiatric disorders: Ibid.

236. Overall, research is mixed: Wharton, op cit.

237. analysis pooling results from eight trials: Onakpoya I, Posadzki P, Ernst E. "The EfWcacy of Glucomannan Supplementation in Overweight and Obesity: A Systematic Review and Meta-Analysis of Randomized Clinical Trials." Journal of the American College of Nutrition. 2014; 33(1): 70–8.

238. harmful effects on the heart: Bredsdorff L, Wedebye EB, Nikolov NG, et al. "Raspberry Ketone in Food Supplements—High Intake, Few Toxicity Data—A Cause for Safety Concern?" Regulatory Toxicology and Pharmacology. 2015; 73(1): 196–200.

239. interact with prescription medications: Barrea L, Altieri B, Polese B, et al. "Nutritionist and Obesity: Brief

Overview on EfWcacy, Safety, and Drug Interactions of the Main Weight-Loss Dietary Supplements." International Journal of Obesity Supplements. 2019; 9(1): 32–49.

240. eating more protein: Wycherley TP, Moran LJ, Clifton PM, et al. "Effects of Energy-Restricted High-Protein, Low-Fat Compared with Standard-Protein, Low- Fat Diets: A Meta-Analysis of Randomized Controlled Trials." American Journal of Clinical Nutrition. 2012; 96(6): 1281–98.

241. 150 people who had lost weight: Kjølbæk L, Sørensen LB, Søndertoft NB, et al. "Protein Supplements after Weight Loss Do Not Improve Weight Maintenance Compared with Recommended Dietary Protein Intake Despite BeneWcial Effects on Appetite Sensation and Energy Expenditure: A Randomized, Controlled, Double-Blinded Trial." American Journal of Clinical Nutrition. 2017; 106(2): 684–97.

242. article in Good Housekeeping: Wiley HW, Pierce AL. "Swindled Getting Slim." Good Housekeeping. 1914; 58(1): 109–13.

243. Such ads: These descriptions came from ads in the 1910s for Kellogg's Safe Fat Reducer, Berdelet's Tablets, and Fell's Reducing Tablets.

244. "Get high school skinny" : FTC. "FTC Approves Final Orders Banning Marketer behind 'Fat Burner' Diet Pills from Making or Selling Weight-Loss Products." 2014; Oct. 24. https://www.ftc.gov/news-events/press-releases/2014/10/ftcapproves- Wnal-orders-banning-marketer-behind-fat-burner-diet

245. "You can keep eating" : FTC. "Portland, Maine Weight-Loss Supplement Sellers to Stop Deceptive Advertising, Illegal Billing Practices Following Joint FTC and Maine Attorney General Action." 2016; Feb. 5. https://www.ftc.gov/newsevents/ press-releases/2016/02/portland-maine-weight-loss-supplement-sellersstop- deceptive

246. “Hi! CNN says this is one of the best.” : FTC. “FTC Charges Marketers Used Massive Spam Campaign to Pitch Bogus Weight-Loss Products.” 2016; June 6. https://www.ftc.gov/news-events/press-releases/2016/06/ftc-chargesmarketers- used-massive-spam-campaign-pitch-bogus

247. “Lost an average of 10%” : FTC. “Green Coffee Bean Manufacturer Settles FTC Charges of Pushing Its Product Based on Results of ‘Seriously Flawed' Weight- Loss Study.” 2014; Sept. 8. https://www.ftc.gov/news-events/pressreleases/ 2014/09/green-coffee-bean-manufacturer-settles-ftc-charges-pushingits

248. research was published: Vinson JA, Burnham BR, et al. “Randomized, Double-Blind, Placebo-Controlled, Linear Dose, Crossover Study to Evaluate the EfWcacy and Safety of a Green Coffee Bean Extract in Overweight Subjects.” Diabetes, Metabolic Syndrome and Obesity: Targets and Therapy. 2012; 5: 21–7.

249. produced mixed results: Brusaferro A, Cozzali R, Orabona C, et al. “Is It Time to Use Probiotics to Prevent or Treat Obesity?” Nutrients. 2018; 10(11): 1613; Borgeraas H, Johnson LK, Skattebu J, et al. “Effects of Probiotics on Body Weight, Body Mass Index, Fat Mass and Fat Percentage in Subjects with Overweight or Obesity: A Systematic Review and Meta-Analysis of Randomized Controlled Trials.” Obesity Reviews. 2018; 19(2): 219–32.

250. include plenty of Mber: Myhrstad MC, Tunsjø H, Charnock C, et al. “Dietary Fiber, Gut Microbiota, and Metabolic Regulation—Current Status in Human Randomized Trials.” Nutrients. 2020; 12(3): 859.

251. 251 1940s brought rainbow pills: For an excellent history, see Cohen PA, Goday A, Swann JP. “The Return of Rainbow Diet Pills.” American Journal of Public Health. 2012; 102(9): 1676–86.

252. weight loss of more than 25 pounds: Weintraub M, Sundaresan PR, Schuster B, et al. “Long-Term Weight Control Study II (Weeks 34 to 104) An Open-Label Study of Continuous FenXuramine Plus Phentermine versus Targeted

Intermittent Medication as Adjuncts to Behavior ModiWcation, Caloric Restriction, and Exercise." Clinical Pharmacology & Therapeutics. 1992; 51(5): 595–601.

253. told the Wall Street Journal: Langreth R. "Critics Claim Drugs Intended for Obesity Are Often Misused." Wall Street Journal. 1997; Mar. 31.

254. most important weight-loss discovery: Levine S. The Redux Revolution: Everything You Need to Know about the Most Important Weight-Loss Discovery of the Century. William Morrow. 1996.

255. doctors at the Mayo Clinic: Connolly HM, Crary JL, McGoon MD, et al. "Valvular Heart Disease Associated with FenXuramine-Phentermine." New England Journal of Medicine. 1997; 337(9): 581–8.

256. shave off roughly 5 to 20 more pounds: Khera R, Murad MH, Chandar AK, et al. "Association of Pharmacological Treatments for Obesity with Weight Loss and Adverse Events: A Systematic Review and Meta-Analysis." JAMA. 2016; 315(22): 2424–34.

257. lose at least 5 percent of their weight: LeBlanc ES, Patnode CD, Webber EM, et al. "Behavioral and Pharmacotherapy Weight Loss Interventions to Prevent Obesity-Related Morbidity and Mortality in Adults: Updated Evidence Report and Systematic Review for the US Preventive Services Task Force." JAMA. 2018; 320(11): 1172–91.

258. dropout rates of up to 45 percent: Khera, op cit.

259. By one estimate: Elangovan A, Shah R, Smith ZL. "Pharmacotherapy for Obesity—Trends Using a Population Level National Database." Obesity Surgery. 2021; 31(3): 1105–12.

260. Estrogen replacement therapy: National Cancer Institute. "Menopausal Hormone Therapy and Cancer." https://

www.cancer.gov/about-cancer/causesprevention/ risk/hormones/mht-fact-sheet

261. testosterone therapy: Gagliano-Jucá T, Basaria S. "Testosterone Replacement Therapy and Cardiovascular Risk." Nature Reviews Cardiology. 2019; 16(9): 555– 74.

262. "bioidentical" hormones: National Academies of Sciences, Engineering, and Medicine. The Clinical Utility of Compounded Bioidentical Hormone Therapy: A Review of Safety, Effectiveness, and Use. Washington, DC: National Academies Press. 2020.

263. congressional hearing: US Senate Committee on Commerce, Science, and Transportation. "Protecting Consumers from False and Deceptive Advertising of Weight-Loss Products." 2014; June 17. https://www.commerce.senate.gov/2014/6/commerce-committee-announcessubcommittee- hearing-on-false-and-deceptive-marketing-of-weight-loss-products

264. study of visits to hospital emergency departments: Geller AI, Shehab N, Weidle NJ, et al. "Emergency Department Visits for Adverse Events Related to Dietary Supplements." New England Journal of Medicine. 2015; 373(16): 1531–40.

265. Nawed and woefully underutilized: For details, see Starr RR. "Too Little, Too Late: Ineffective Regulation of Dietary Supplements in the United States." American Journal of Public Health. 2015; 105(3): 478–85.

266. study involving women who wanted to lose weight: Chang YY, Chiou WB. "The Liberating Effect of Weight Loss Supplements on Dietary Control: A Field Experiment." Nutrition. 2014; 30(9): 1007–10.

第七章

267. collection of penny scales: www.theamericanweigh.com

268. policyholders past their early to mid-30s: Weigley ES. "Average? Ideal? Desirable? A Brief Overview of Height-Weight Tables in the United States." Journal of the American Dietetic Association. 1984; 84(4): 417–23.

269. Keys A, Fidanza F, Karvonen MJ, et al. "Indices of Relative Weight and Obesity." Journal of Chronic Diseases. 1972; 25(6–7): 329–43.

270. "a simple measurement" : "National Implications of Obesity." NIH Consensus Statement. 1985; 5(9): 1–7.

271. BMI misses half: Okorodudu DO, Jumean MF, Montori VM, et al. "Diagnostic Performance of Body Mass Index to Identify Obesity as DeWned by Body Adiposity: A Systematic Review and Meta-Analysis." International Journal of Obesity. 2010; 34(5): 791–9.

272. have heavier bones: Wagner DR, Heyward VH. "Measures of Body Composition in Blacks and Whites: A Comparative Review." American Journal of Clinical Nutrition. 2000; 71(6): 1392–402.

273. cause BMI to underestimate: Deurenberg P, Deurenberg-Yap M, Guricci S. "Asians Are Different from Caucasians and from Each Other in Their Body Mass Index/Body Fat Per Cent Relationship." Obesity Reviews. 2002; 3(3): 141–6.

274. greater risk of heart disease: Piché ME, Poirier P, Lemieux I, et al. "Overview of Epidemiology and Contribution of Obesity and Body Fat Distribution to Cardiovascular Disease: An Update." Progress in Cardiovascular Diseases. 2018; 61(2): 103–13.

275. more than 40,000 adults: Tomiyama AJ, Hunger JM, Nguyen-Cuu J, et al. “MisclassiWcation of Cardiometabolic Health When Using Body Mass Index Categories in NHANES 2005–2012.” International Journal of Obesity. 2016; 40(5): 883–6.

276. research that has followed: Caleyachetty R, Thomas GN, Toulis KA, et al. “Metabolically Healthy Obese and Incident Cardiovascular Disease Events among 3.5 Million Men and Women.” Journal of the American College of Cardiology. 2017; 70(12): 1429–37; Bell JA, Kivimaki M, Hamer M. “Metabolically Healthy Obesity and Risk of Incident Type 2 Diabetes: A Meta-Analysis of Prospective Cohort Studies.” Obesity Reviews. 2014; 15(6): 504–15.

277. greater risk of premature death: Cerhan JR, Moore SC, Jacobs EJ, et al. “A Pooled Analysis of Waist Circumference and Mortality in 650,000 Adults.” Mayo Clinic Proceedings. 2014; 89(3): 335–45.

278. thresholds aren't optimal: Ross R, Neeland IJ, Yamashita S, et al. “Waist Circumference As a Vital Sign in Clinical Practice: A Consensus Statement from the IAS and ICCR Working Group on Visceral Obesity.” Nature Reviews Endocrinology. 2020; 16(3): 177–89.

279. “Despite all the progress” : Karasu SR. “Adolphe Quetelet and the Evolution of Body Mass Index (BMI).” Psychologytoday.com. 2016; Mar. 18.

280. test of six home scales: Byrne S. “Body-Fat Scale Review.” Consumerreports.org. 2016; Mar. 11.

281. “made women feel humiliated” : Fraser L. Losing It: America's Obsession with Weight and the Industry That Feeds on It. New York: Dutton. 1997; 38.

282. 1932 article: Boyd A. “How the Stars Stay Slim and Trim.” New Movie Magazine. 1932; Jan.: 80.

283. BMIs steadily declined: Byrd-Bredbenner C, Murray J, Schlussel YR. “Temporal Changes in Anthropometric

Measurements of Idealized Females and Young Women in General." Women & Health. 2005; 41(2): 13–30.

284. falling into the "underweight" category: Rubinstein S, Caballero B. "Is Miss America an Undernourished Role Model?" JAMA. 2000; 283(12): 1569.

285. "conspicuously thin" : Conlin L, Bissell K. "Beauty Ideals in the Checkout Aisle: Health-Related Messages in Women's Fashion and Fitness Magazines." Journal of Magazine & New Media Research. 2014; 15(2): 1–19.

286. 100 most-followed females: Ho C. "Decoding the Instagram Beauty Standard." YouTube. 2019; Sept. 16. www.youtube.com/watch?v=5HJ8du5i_rE

287. Mingoia J, Hutchinson AD, Wilson C, et al. "The Relationship between Social Networking Site Use and the Internalization of a Thin Ideal in Females: A Meta- Analytic Review." Frontiers in Psychology. 2017; 8: 1351.

288. middle-aged and older women: Cameron E, Ward P, Mandville-Anstey SA, et al. "The Female Aging Body: A Systematic Review of Female Perspectives on Aging, Health, and Body Image." Journal of Women & Aging. 2019; 31(1): 3–17; McCabe MP, Ricciardelli LA, James T. "A Longitudinal Study of Body Change Strategies of Fitness Center Attendees." Eating Behaviors. 2007; 8(4): 492–6.

289. In men: Blond A. "Impacts of Exposure to Images of Ideal Bodies on Male Body Dissatisfaction: A Review." Body Image. 2008; 5(3): 244–50.

290. study of 12,000 people: Christakis NA, Fowler JH. "The Spread of Obesity in a Large Social Network over 32 Years." New England Journal of Medicine. 2007; 357(4): 370–9.

291. research involving military families: Datar A, Nicosia N. "Assessing Social Contagion in Body Mass Index, Overweight, and Obesity Using a Natural Experiment." JAMA Pediatrics. 2018; 172(3): 239–46.

292. more likely to lose weight: Gorin AA, Lenz EM, Cornelius T, et al. "Randomized Controlled Trial Examining the Ripple Effect of a Nationally Available Weight Management Program on Untreated Spouses." Obesity. 2018; 26(3): 499–504; Leahey TM, LaRose JG, Fava JL, et al. "Social InXuences Are Associated with BMI and Weight Loss Intentions in Young Adults." Obesity. 2011; 19(6): 1157–62.

293. widely cited study: Foster GD, Wadden TA, Vogt RA, et al. "What Is a Reasonable Weight Loss? Patients' Expectations and Evaluations of Obesity Treatment Outcomes." Journal of Consulting and Clinical Psychology. 1997; 65(1): 79–85.

294. tend to be unrealistic: Pétré B, Scheen A, Ziegler O, et al. "Weight Loss Expectations and Determinants in a Large Community-Based Sample." Preventive Medicine Reports. 2018; 12:12–9; Dalle Grave R, Calugi S, Compare A, et al. "Weight Loss Expectations and Attrition in Treatment-Seeking Obese Women." Obesity Facts. 2015; 8(5): 311–8.

295. expectations tend to be highest: Wamsteker EW, Geenen R, Zelissen PM, et al. "Unrealistic Weight-Loss Goals among Obese Patients Are Associated with Age and Causal Attributions." Journal of the American Dietetic Association. 2009; 109(11): 1903–8; Fabricatore AN, Wadden TA, Rohay JM, et al. "Weight Loss Expectations and Goals in a Population Sample of Overweight and Obese US Adults." Obesity. 2008; 16(11): 2445–50.

296. survey of primary care physicians: Phelan S, Nallari M, Darroch FE, et al. "What Do Physicians Recommend to Their Overweight and Obese Patients?" Journal of the American Board of Family Medicine. 2009; 22(2): 115–22.

297. linked to health beneMts: Ryan DH, Yockey SR. "Weight Loss and Improvement in Comorbidity: Differences at 5%, 10%, 15%, and Over." Current Obesity Reports. 2017; 6(2): 187–94.

298. Italian study of nearly 1,800 people: Dalle Grave R, Calugi S, Molinari E, et al. "Weight Loss Expectations in Obese Patients and Treatment Attrition: An Observational Multicenter Study." Obesity Research. 2005; 13(11): 1961–9.

299. not all studies show: Crawford R, Glover L. "The Impact of Pre-Treatment Weight-Loss Expectations on Weight Loss, Weight Regain, and Attrition in People Who Are Overweight and Obese: A Systematic Review of the Literature." British Journal of Health Psychology. 2012; 17(3): 609–30.

300. study of middle-aged people: Olson EA, Visek AJ, McDonnell KA, et al. "Thinness Expectations and Weight Cycling in a Sample of Middle-Aged Adults." Eating Behaviors. 2012; 13(2): 142–5.

301. research overall is inconclusive: Mehta T, Smith DL, Muhammad J, et al. "Impact of Weight Cycling on Risk of Morbidity and Mortality." Obesity Reviews. 2014; 15(11): 870–81.

302. greater fat accumulation and an increased risk of diabetes: Cereda E, Malavazos AE, Caccialanza R, et al. "Weight Cycling Is Associated with Body Weight Excess and Abdominal Fat Accumulation: A Cross-Sectional Study." Clinical Nutrition. 2011; 30(6): 718–23; Zou H, Yin P, Liu L, et al. "Association between Weight Cycling and Risk of Developing Diabetes in Adults: A Systematic Review and Meta-Analysis." Journal of Diabetes Investigation. 2021; 12(4): 625–32.

303. "Unless you want to battle evolution" : Mann T. Secrets from the Eating Lab: The Science of Weight Loss, the Myth of Willpower, and Why You Should Never Diet Again. New York: HarperWave. 2015; 31.

304. review of 19 trials: Shieh C, Knisely MR, Clark D, et al. "Self-Weighing in Weight Management Interventions: A Systematic Review of Literature." Obesity Research & Clinical Practice. 2016; 10(5): 493–519.

305. negative psychological effects: Benn Y, Webb TL, Chang BP, et al. “What Is the Psychological Impact of Self-Weighing? A Meta-Analysis.” Health Psychology Review. 2016; 10(2): 187–203; Pacanowski CR, Linde JA, Neumark-Sztainer D. “Self-Weighing: Helpful or Harmful for Psychological Well-Being? A Review of the Literature.” Current Obesity Reports. 2015; 4(1): 65–72.

306. experience a number of beneMts: Ryan, op cit.

307. “Loving yourself” : deVos K. “The Problem with Body Positivity.” New York Times. 2018; May 29.

308. “while living the healthiest lifestyle” : Freedhoff Y, Sharma AM. Best Weight: A Practical Guide to OfMce-Based Obesity Management. Canadian Obesity Network. 2010; 12.

第八章

309. secrets: “Best Diet Secrets.” Health. 2014; Oct.; “One-Minute Summer Weight Loss Secrets.” Prevention. 2018; June; “Weight Loss Secrets Only Nutritionists Know.” Women's Health. 2016; Aug. 15; “20+ More Stars' Secrets Inside.” Us Weekly. 2021; Jan. 11.

310. shortcut: “13 Shortcuts to Lasting Weight Loss.” Redbook. 2017; Feb.; “7 Weight Loss Shortcuts That Actually Work.” Women's Health. 2015; Jan. 9.; “#1 Weight Loss Shortcut.” Women's World. 2021; Jan. 18.

311. 14 popular diet plans: Hitchcock C, Svendrovski A, KiXen R, et al. “Comparison of Dietary Macronutrient Patterns Based on 14 Popular Named Dietary Programs for Weight and Cardiovascular Risk Reduction in Adults: A Systematic Review and Network Meta-Analysis of Randomized Trials.” BMJ. 2020; 369: m696.

312. “plethora of choice” : Truby H, Haines TP. “Comparative Weight Loss with Popular Diets.” BMJ. 2020; 369: m1269.

313. “Mnding a set of behaviors” : Catenacci VA, Odgen L, Phelan S, et al. “Dietary Habits and Weight Maintenance Success in High Versus Low Exercisers in the National Weight Control Registry.” Journal of Physical Activity and Health. 2014; 11(8): 1540–8.

314. eat roughly the same volume: Bell EA, Castellanos VH, Pelkman CL, et al. “Energy Density of Foods Affects Energy Intake in Normal-Weight Women.” American Journal of Clinical Nutrition. 1998; 67(3): 412–20.

315. sneaked pureed vegetables into entrées: Blatt AD, Roe LS, Rolls BJ. “Hidden Vegetables: An Effective Strategy to Reduce Energy Intake and Increase Vegetable Intake in Adults.” American Journal of Clinical Nutrition. 2011; 93(4): 756–63.

316. trial involving 132 overweight subjects: Lowe MR, Butryn ML, Thomas JG, et al. “Meal Replacements, Reduced Energy Density Eating, and Weight Loss Maintenance in Primary Care Patients: A Randomized Controlled Trial.” Obesity. 2014; 22(1): 94–100.

317. study that tracked women for six years: Savage JS, Marini M, Birch LL. “Dietary Energy Density Predicts Women's Weight Change over 6 Years.” American Journal of Clinical Nutrition. 2008; 88(3): 677–84.

318. research is mixed: Kjølbæk L, Sørensen LB, Søndertoft NB, et al. “Protein Supplements after Weight Loss Do Not Improve Weight Maintenance Compared with Recommended Dietary Protein Intake Despite BeneWcial Effects on Appetite Sensation and Energy Expenditure: A Randomized, Controlled, Double-Blinded Trial.” American Journal of Clinical Nutrition. 2017; 106(2): 684–97; Westerterp- Plantenga MS, Lemmens SG, Westerterp KR. “Dietary

Protein—Its Role in Satiety, Energetics, Weight Loss and Health." British Journal of Nutrition. 2012; 108(S2): S105–12.

319. drinking your calories: Pan A, Hu FB. "Effects of Carbohydrates on Satiety: Differences between Liquid and Solid Food." Current Opinion in Clinical Nutrition and Metabolic Care. 2011; 14(4): 385–90.

320. weight-control registries in Mve countries: Paixão C, Dias CM, Jorge R, et al. "Successful Weight Loss Maintenance: A Systematic Review of Weight Control Registries." Obesity Reviews. 2020; 21(5): e13003.

321. linked insufMcient sleep to obesity: Wu Y, Zhai L, Zhang D. "Sleep Duration and Obesity among Adults: A Meta-Analysis of Prospective Studies." Sleep Medicine. 2014; 15(12): 1456–62.

322. study that followed more than 68,000 women: Patel SR, Malhotra A, White DP, et al. "Association between Reduced Sleep and Weight Gain in Women." American Journal of Epidemiology. 2006; 164(10): 947–54.

323. assigned 200 subjects to sleep for only four hours: Spaeth AM, Dinges DF, Goel N. "Effects of Experimental Sleep Restriction on Weight Gain, Caloric Intake, and Meal Timing in Healthy Adults." Sleep. 2013; 36(7): 981–90.

324. results from this trial and 10 others: Al Khatib HK, Harding SV, Darzi J, et al. "The Effects of Partial Sleep Deprivation on Energy Balance: A Systematic Review and Meta-Analysis." European Journal of Clinical Nutrition. 2017; 71(5): 614–24.

325. not all, support this idea: Zhu B, Shi C, Park CG, et al. "Effects of Sleep Restriction on Metabolism-Related Parameters in Healthy Adults: A Comprehensive Review and Meta-Analysis of Randomized Controlled Trials." Sleep Medicine Reviews. 2019; 45: 18–30.

326. make the body less sensitive to insulin: Ibid.

327. associated with a number of conditions: Itani O, Jike M, Watanabe N, et al. "Short Sleep Duration and Health Outcomes: A Systematic Review, Meta- Analysis, and Meta-Regression." Sleep Medicine. 2017; 32: 246–56; Patyar S, Patyar RR. "Correlation between Sleep Duration and Risk of Stroke." Journal of Stroke and Cerebrovascular Diseases. 2015; 24(5): 905–11; Zhai L, Zhang H, Zhang D. "Sleep Duration and Depression among Adults: A Meta-Analysis of Prospective Studies." Depression & Anxiety. 2015; 32(9): 664–70.

328. study involving more than 2,500 people: Jackson SE, Kirschbaum C, Steptoe A. "Hair Cortisol and Adiposity in a Population-Based Sample of 2,527 Men and Women Aged 54 to 87 Years." Obesity. 2017; 25(3): 539–44.

329. American Psychological Association survey: Stress in America: Are Teens Adopting Adults' Stress Habits? American Psychological Association. 2014; Feb. 11. https://www.apa.org/news/press/releases/stress/2013/stress-report.pdf

330. study of successful losers in the NWCR: Butryn ML, Phelan S, Hill JO, et al. "Consistent Self-Monitoring of Weight: A Key Component of Successful Weight Loss Maintenance." Obesity. 2007; 15(12): 3091–6.

331. both short-term and long-term weight loss: Burke LE, Wang J, Sevick MA. "Self-Monitoring in Weight Loss: A Systematic Review of the Literature." Journal of the American Dietetic Association. 2011; 111(1): 92–102; Laitner MH, Minski SA, Perri MG. "The Role of Self-Monitoring in the Maintenance of Weight Loss Success." Eating Behaviors. 2016; 21: 193–7.

332. people who are the most diligent: Harvey J, Krukowski R, Priest J, et al. "Log Often, Lose More: Electronic Dietary Self-Monitoring for Weight Loss." Obesity. 2019; 27(3): 380–4.

333. study that surveyed food journalers: Cordeiro F, Epstein DA, Thomaz E, et al. "Barriers and Negative Nudges: Exploring Challenges in Food Journaling." Proceedings of the SIGCHI Conference on Human Factors in

Computing Systems. 2015; Apr.: 1159–62.

334. implementation intentions can keep us from veering off course: Gollwitzer PM, Sheeran P. "Implementation Intentions and Goal Achievement: A Meta-Analysis of Effects and Processes." Advances in Experimental Social Psychology. 2006; 38: 69– 119.

335. researchers surveyed nearly 5,000 members of WW: Phelan S, Halfman T, Pinto AM, et al. "Behavioral and Psychological Strategies of Long-Term Weight Loss Maintainers in a Widely Available Weight Management Program." Obesity. 2020; 28(2): 421–8.

336. "there will be ups and downs" : Suzanne Phelan, quoted in Brody JE. "How to Lose Weight and Keep It Off." New York Times. 2020; Mar. 16.

337. nearly 90 trials involving behavioral therapy: US Preventive Services Task Force. "Behavioral Weight Loss Interventions to Prevent Obesity-Related Morbidity and Mortality in Adults: US Preventive Services Task Force Recommendation Statement." JAMA. 2018; 320(11): 1163–71.

338. study that included more than 1,100 subjects: Adams TD, Davidson LE, Litwin SE, et al. "Weight and Metabolic Outcomes 12 Years after Gastric Bypass." New England Journal of Medicine. 2017; 377: 1143–55.

339. surgery also improves: Arterburn DE, Telem DA, Kushner RF, et al. "BeneWts and Risks of Bariatric Surgery in Adults: A Review." JAMA. 2020; 324(9): 879–87; Carlsson LM, Sjöholm K, Jacobson P, et al. "Life Expectancy after Bariatric Surgery in the Swedish Obese Subjects Study." New England Journal of Medicine. 2020; 383(16): 1535–43.

高寶書版集團
gobooks.com.tw

HD 147

尺碼謊言

拒絕極端審美綁架，停止危險減重，與自己的身材和解

Supersized Lies: How Myths about Weight Loss Are Keeping Us Fat - and the Truth About What Really Works

作　　者　羅伯特．J．戴維斯 博士（Robert J. Davis, PhD）
譯　　者　曾倚華
編　　輯　陳柔含
封面設計　林政嘉
內頁排版　賴姵均
企　　劃　何嘉雯

發 行 人　朱凱蕾
出　　版　英屬維京群島商高寶國際有限公司台灣分公司
　　　　　Global Group Holdings, Ltd.
地　　址　台北市內湖區洲子街88號3樓
網　　址　gobooks.com.tw
電　　話　（02）27992788
電　　郵　readers@gobooks.com.tw（讀者服務部）
傳　　真　出版部（02）27990909　行銷部（02）27993088
郵政劃撥　19394552
戶　　名　英屬維京群島商高寶國際有限公司台灣分公司
發　　行　英屬維京群島商高寶國際有限公司台灣分公司
初版日期　2023年04月

國家圖書館出版品預行編目（CIP）資料

尺碼謊言：拒絕極端審美綁架,停止危險減重,與自己的身材和解 / 羅伯特.J.戴維斯(Robert J. Davis)著；曾倚華譯. -- 初版. -- 臺北市：英屬維京群島商高寶國際有限公司臺灣分公司, 2023.04
　面；　公分. --（HD 147）

譯自 :Supersized lies : how myths about weight loss are keeping us fat--and the truth about what really works.

ISBN 978-986-506-680-2（平裝）

1. CST: 減重　2.CST: 健康法

411.94　　112002495